この疾患
医科で診る?
歯科で診る?

編集委員　天笠　光雄 (東京医科歯科大学大学院)
　　　　　喜多村　健 (東京医科歯科大学大学院)
　　　　　山田　和男 (東京女子医科大学東医療センター)
　　　　　和気　裕之 (神奈川県開業)
　　　　　中久木康一 (東京医科歯科大学大学院)

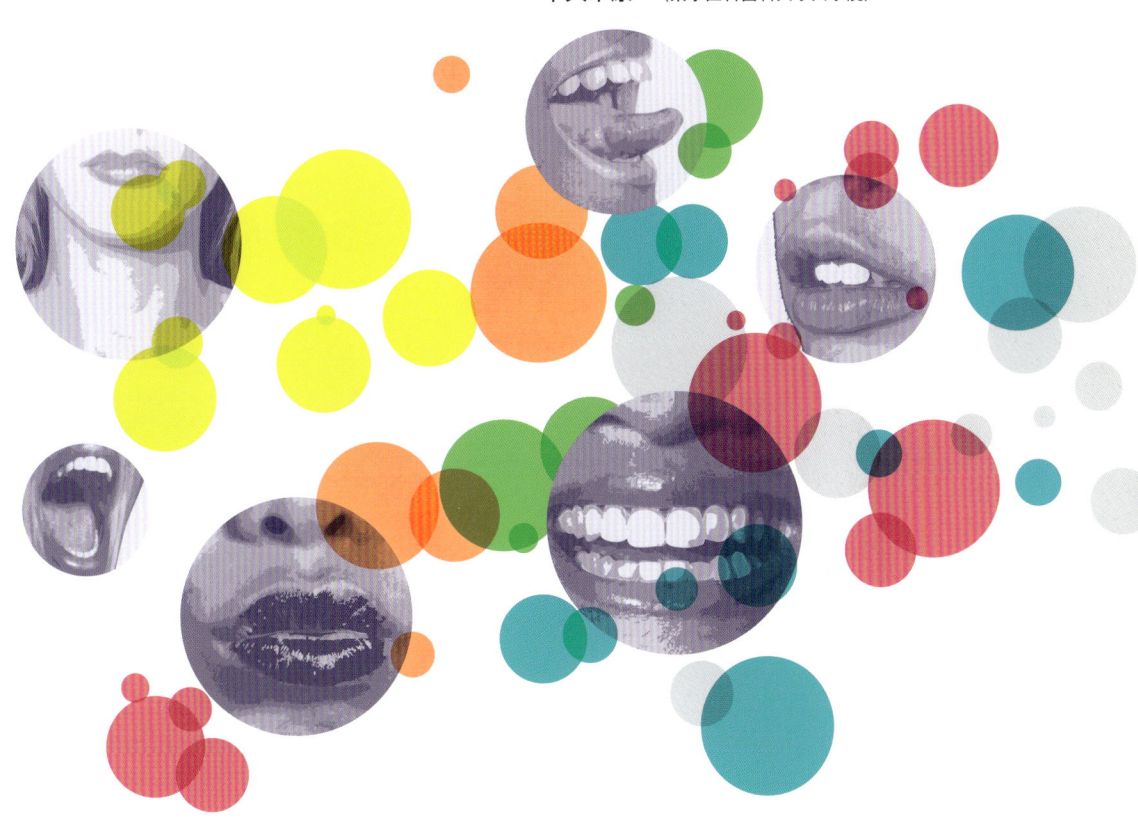

刊行にあたって

　歯科医師は、う蝕や歯周病などの代表的な歯科疾患以外にも、口腔に関連する多彩な疾患に遭遇することは少なくありません。しかし、多くの患者さんの治療に追われながら、症状に関連する他科での対応について知ることは困難であり、また、誰かに相談するにしても歯科医院や歯科外来ではなかなか即座に対応することも難しく、結果的には「様子をみましょう」「経過をみましょう」、もしくは「歯とは関係ないでしょう」「大きな病院に行ったほうがいいでしょう」「内科で相談してみたらいいかもしれません」などで終わらせていることが多いのではないでしょうか？
　医療者が患者に提供する情報が不十分だと、患者も正確に理解できないままとなるため、症状があっても適切な科を受診することなく症状を増悪させたり、インターネットで雑多な情報を手に入れてかえって不安になったりするなどの不利益が生じます。

　そこで、この本を診療室の片隅においていただき、何かのときに参考にしてもらうことにより、「どうやら、こういう病気の可能性もあるようですから、○○科で診てもらうといいようです。このような対応があるらしいので、受診してみてください」と、即座に紹介状を書いて渡すことができます。歯科医師と患者の双方が適切なイメージをもつことができるため、不安なく、適切な科へ受診することができ、スムーズに治療に結びつくと思います。
　現状の医療制度は、どうしても科別の対応になりやすく、「たらいまわしされた」などと言われることもあります。もちろん、医療者側からの論理では、最大限その患者の診察をしているわけですが、ひとつずつステップを踏んで進むしかないため、結果的にいくつもの科を受診していただくことになり、治療に入るまでに時間がかかってしまう場合も少なくありません。

　この本が、各科、とくに医科と歯科との橋渡しとなることにより、患者と医療者との誤解を少しでも解消し、患者に「よく調べてもらった」「丁寧に診てもらった」と満足してもらえれば幸いです。

編集委員一同

この疾患 医科で診る？ 歯科で診る？　　CONTENTS

刊行にあたって　2

歯科で診る？　耳鼻咽喉科で診る？

- 上顎洞炎　6
  - 精神科リエゾン診療の立場から　10
- 顎関節症　12
  - 精神科リエゾン診療の立場から　16
- 味覚障害　18
  - 精神科リエゾン診療の立場から　22
- 口腔乾燥症（ドライマウス）　24
  - 精神科リエゾン診療の立場から　28
- 顎下腺唾石症　30
- 摂食・嚥下機能障害　34
- 睡眠時無呼吸症候群　38
- 口臭症　42
  - 精神科リエゾン診療の立場から　46

歯科で診る？　脳外科・神経内科で診る？

- 三叉神経痛　50
- 非定型顔面痛　54
  - 精神科リエゾン診療の立場から　58
- 舌痛症　60
  - 精神科リエゾン診療の立場から　64
- 神経麻痺（運動・知覚）　66
  - 形成外科の立場から　70
- 顎運動障害　72
  - 神経内科の立場から　76
- 筋筋膜痛　78

歯科で診る？　皮膚科で診る？

- 扁平苔癬　84
- 金属アレルギー　86
- 口内炎　88
- クインケ浮腫　90
- カンジダ症　92
- 帯状疱疹　94
- 天疱瘡・類天疱瘡　96

歯科で診る？　何科で診る？

- 顎変形症　100
  - 精神科リエゾン診療の立場から　104
- 顎骨骨髄炎　106
- 歯肉出血　110
- Ｘ線不透過像　114
- オトガイ神経麻痺　118
- 局所麻酔薬アレルギー　122

ビスフォスフォネート剤と歯科

- ビスフォスフォネート（BP）の薬理作用　128
- 乳がん治療の観点から　131
- リウマチ治療の観点から　132
- 骨粗鬆症治療の観点から　133
- 多発性骨髄腫治療の観点から　134
- 歯科での対応
  - BP系製薬に関連する顎骨壊死　136
  - BP系製薬投与患者への観血的処置　137

＊本書の構成
本書では各疾患ごとに歯科と医科の連携をチャートにて示した。
［歯科で診る？　耳鼻咽喉科で診る？］ならびに［歯科で診る？　脳外科・神経内科で診る？］は、4頁の構成中、見開き2頁で疾患の概要を示し、次に歯科・口腔外科での対応と、医科での対応をそれぞれ1頁で解説した。
［歯科で診る？　皮膚科で診る？］は見開き2頁の構成で、左頁に歯科・口腔外科での対応、右頁に皮膚科での対応を解説した。
［歯科で診る？　何科で診る？］は、4頁の構成で、全体を通して各疾患の概要と対応について解説した。

歯科で診る？
耳鼻咽喉科で診る？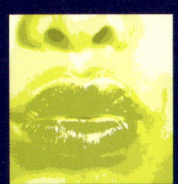

上顎洞炎

副鼻腔炎のうち上顎洞に起こるもの。原因は鼻腔からの細菌感染や炎症の波及と、上顎臼歯の歯根を通じての細菌感染があり、後者は歯性上顎洞炎と呼ばれ全体の10〜20％を占めるといわれる。原因歯がある場合は歯科で対応する。

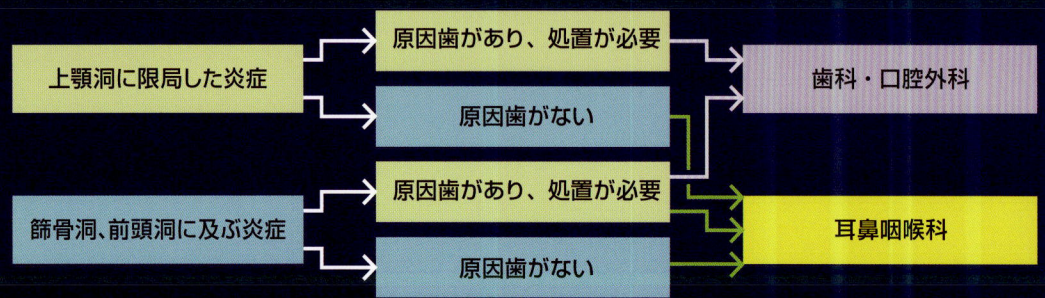

症状・病態
鼻から黄色い汁が出る。頬・頭が痛い。眼の奥が痛い、鼻の周りが痛い。上顎の鼻唇あたりが痛い。

病因・分類
歯が原因のものを歯性上顎洞炎と呼び、これは上顎洞炎のなかの10〜20％程度といわれている。

根尖性歯周炎からの波及、根管治療時におけるファイルなどの上顎洞内迷入、抜歯創と上顎洞の交通、歯根尖の上顎洞内迷入などによる感染に引き続いて発症する。近年では歯科インプラント治療に続発するものもみられる。

上顎洞と歯根との関係 歯の口蓋根で24％、第2大臼歯の口蓋根で12％と報告されている（図❶）。

検査
①バイタルサイン：体温↑、脈拍数↑
②血液検査：白血球数↑、CRP↑
③画像検査：XP（パノラマX線写真、PA、Waters）、CTでの上顎洞底と歯根・抜歯窩との交通像、上顎洞内の不透過像（図❷）など

症例
［症例1］
抜歯後に生じた右上顎洞炎の一例。頭部PA画像ではあまり明らかではないが、Waters画像ではっきりと確認でき、炎症は右上顎洞内に留まっている。抜歯窩の洗浄と、投薬2ヵ月で軽快した（図❸）。

［症例2］
6̄ のPerから生じた上顎洞炎。炎症は上顎洞からあふれて篩骨洞まで進んでいる。自然口も閉鎖されていると考えられる。抜歯、抜歯窩からの洗浄、床副子による抜歯窩の閉鎖、投薬にて消炎され、口腔外科での対応で軽快した（図❹）。

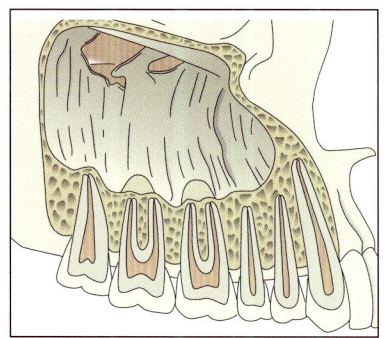

図❶ 第1大臼歯の口蓋根では根尖から上顎洞底までの距離は3.3mm、第2大臼歯で2.9mmあるが、実際には露出している頻度はそれぞれ24％、12％と高い

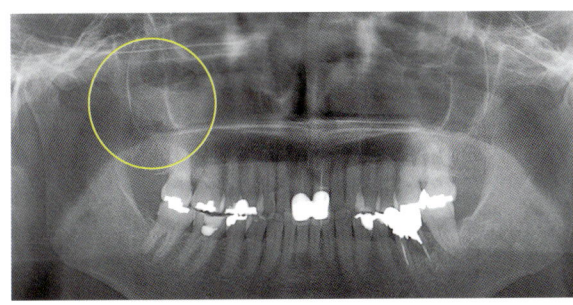

図❷ 56歳女性。右上顎洞に不透過像（液面形成）を認める。7|根尖が上顎洞内に突出しており、7|原因の歯性上顎洞炎が疑われる

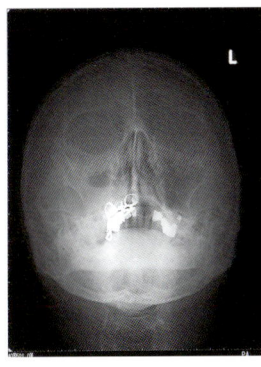
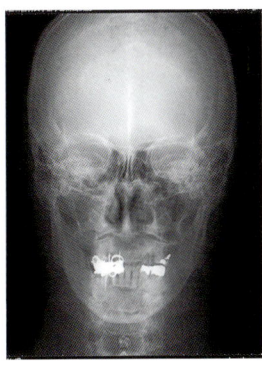

図❸ Waters画像では上顎洞の半分を占める不透過像でも、PA画像のみでは診断できない時もあり、Waters画像は重要である

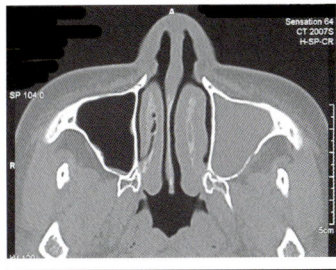
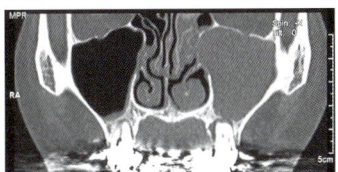

図❹ 48歳女性。|6のPerからの上顎洞炎。CTでは、多方向から確実な観察が可能となる

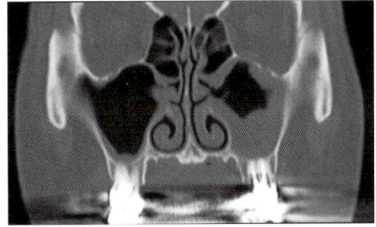
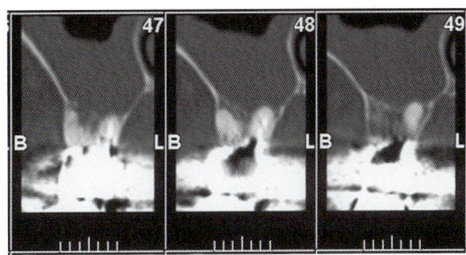

図❺ 40歳女性。自然口も閉鎖していなかったが、歯を残すために手術を選択した。デンタルCTは歯根と上顎洞の関係が可視化される

[症例3]

|6のPerから生じた上顎洞炎。炎症は上顎洞内に留まり、自然口もぎりぎり閉鎖していない。|6は、ブリッジの歯台であり温存する方針にて、全身麻酔下に上顎洞根治術および歯根尖切除術、対孔形成術を行った（図❺）。

（中久木康一／天笠光雄）

上顎洞炎

歯科・口腔外科 での治療対応

原因歯がある場合

上顎洞の歯根周囲のみの病変の場合で、自然口が開いている場合は、とくに原因歯の治療と投薬にて改善が見込まれる（**表❶**）。ただし、症状消退後も、粘膜の肥厚はある程度残る場合もある。

抜歯後に口腔上顎瘻孔を生じた場合などでは、上顎洞に炎症のない場合は自然閉鎖が期待できるため、床副子などで瘻孔を埋めることもある。また、抜歯窩からの上顎洞の洗浄も行われる。3ヵ月経過しても閉鎖しない場合は、閉鎖術も考慮し、炎症が残っていれば下記、根治術を検討する。

原因歯の治療では改善しない・改善が望まれない場合

上顎洞根本術＋歯根尖切除術の適応となる。一般には入院、全身麻酔下にて、歯肉切開から上顎洞前壁を開洞してアプローチし、上顎囊胞／肥厚粘膜を切除し、原因歯の根尖を切除し、鼻腔に向けて対孔を形成する（**図❻❼**）。術後は出血のコントロールのため軟膏ガーゼを挿入し、1週間後に抜去するのが一般的だが、必要ない症例もある。術後1ヵ月程度、鼻出血、鼻汁を訴える場合があるが、徐々に軽減する。上顎洞は変形治癒し、20～30年後に、術後性上顎囊胞となるリスクがある。

（中久木康一／天笠光雄）

表❶ 歯性上顎洞炎に対して頻用される処方の一例。原則として3ヵ月以上少量長期投与する

```
クラリスロマイシン（クラリス®）   400mg   分2
セラペプターゼ（ダーゼン®）        20mg   分2
＊腫脹や疼痛などの症状に応じてペニシリン／セフェム系抗菌薬を
短期間使用したり、NSAIDsを処方したりする。
```

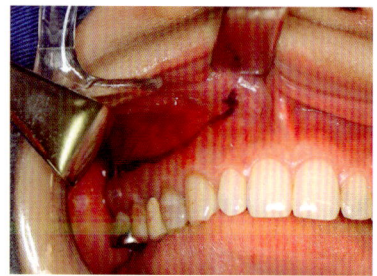

図❻ Caldwell-Luc法による切開線

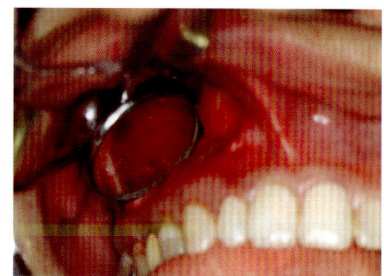

図❼ 上顎洞根治術に引き続いて削合された歯根尖

耳鼻咽喉科 での治療対応

歯が原因でない場合
　原因となるような歯科疾患が認められない場合や、また歯科疾患を有していても炎症が篩骨洞、前頭洞に及んでいる場合には、歯性上顎洞炎以外の副鼻腔炎が考えられるため、耳鼻科で対応する。急性と慢性で対応方法が異なる。

急性副鼻腔炎の対応　発症1ヵ月以内に症状が消失するものと定義され、ウイルス性上気道感染に続く細菌感染によって生じることが多い。肺炎球菌、インフルエンザ菌、黄色ブドウ球菌、モラクセラ・カタラーリスなどが起炎菌である。治療はペニシリン系、セフェム系、ニューキノロン系薬剤を主体とし、カルボシステインなどの気道粘液調整薬や塩化リゾチームなどの消炎酵素薬を必要に応じて併用する。鼻処置、ネブライザー療法、副鼻腔洗浄、上顎洞穿刺などの局所療法も有効である。

慢性副鼻腔炎の対応　3ヵ月以上にわたり鼻閉、鼻漏、後鼻漏、咳嗽といった症状が持続するものと定義され、その病因には急性副鼻腔炎の反復やアレルギー、解剖学的要因などが複雑に関与している。また、真菌感染が原因となる副鼻腔真菌症、気圧変動が原因となる航空性副鼻腔炎、気管支喘息に合併し鼻茸や副鼻腔粘膜に多数の好酸球が認められる好酸球性副鼻腔炎などの特殊型がある。慢性副鼻腔炎に対しては、マクロライド抗菌薬の少量長期投与療法（マクロライド療法）の有効性が認められており、クラリスロマイシン（クラリス®）やエリスロマイシン（エリスロシン®）、ロキシスロマイシン（ルリッド®）を常用の半量程度で、3ヵ月を目安に投与する。その他、気道粘液調整薬や消炎酵素薬、局所療法を併用する。

内視鏡手術の適応　上記に示した保存的治療に抵抗するもの、中鼻道自然口ルートに高度の鼻茸を認めるもの、眼窩内膿瘍などの重篤な合併症を認める症例などが手術の適応となる。現在では上顎洞根本術は重症例などに適応が限られており、ほとんどの症例で内視鏡手術を行う。

［内視鏡手術の方法］
　内視鏡手術の基本原理は、鼻内より篩骨洞を開放し中鼻道自然口ルートを開大させ、さらに各副鼻腔にアプローチし排泄・換気が容易となるような開口を増設することで、病的粘膜の正常化を図ることにある。したがって、上顎洞根本術のように病的粘膜の完全摘出は行わず、可及的に洞粘膜を保存する。手術用硬性内視鏡と種々の鉗子を用いて手術を行うが、マイクロデブリッター、レーザー、ナビゲーションシステムなどの支援機器も使用される。手術範囲によっては局所麻酔による日帰り手術も可能である。

　合併症として、眼窩板損傷、血管損傷、髄液漏などがある。眼窩板損傷で外眼筋や視神経にまで損傷が至った場合には、術後眼球運動障害や視力低下など重篤な障害となる。髄液漏を発症した場合には、鼻粘膜や筋膜、脂肪組織などを欠損部にあてて修復を行う。

［内視鏡手術の予後］
　8～9割の症例で自覚症状が改善するが、再手術例、喘息合併例（好酸球性副鼻腔炎）、高度病変例では改善率が低下し、再発をきたしやすい。粘膜を保存する内視鏡手術では術後治療が重要となる。血液や痂皮、不良肉芽の除去などの洞内清掃や、ネブライザー療法、マクロライド療法を定期的に行い、経過観察を継続することが予後向上につながる。

（本田圭司／喜多村　健）

上顎洞炎

精神科リエゾン診療の立場から

上顎洞炎は上顎洞の細菌感染を主体とした炎症性疾患であるが、精神疾患においても上顎洞炎と同様の症状を訴える場合がある。そのような疾患として身体表現性障害[1]のなかの疼痛性障害[2]と心気症[3]が考えられる（DSM-IV-TRによる分類）。そのため上記疾患を診断するには上顎洞炎との鑑別が必要である。

上顎洞炎との鑑別診断

急性期の症状としては洞部の拍動性激痛、頬部の腫脹と発赤、鼻閉、鼻漏、鼻粘膜の浮腫や腫脹、嗅覚異常、眼瞼浮腫、眼痛、流涙、歯痛、顔面痛、顎関節痛などの強い自覚症状がある。また体温、脈拍数の上昇や、血液検査で白血球数やCRPの上昇がみられるため診断は容易である。慢性期においては悪臭を伴う膿汁の排出、嗅覚の低下、鼻閉、鼻漏、頭重感や頭痛などの自覚症状があるが、急性期のような強い炎症症状がないため、自覚症状や血液検査などだけでは鑑別が困難な場合もある。しかしながら、パノラマX線法、後頭前頭位法およびWaters位法X線写真併用で不透過像が、CT検査で液状成分の貯留が認められるなどの画像検査で診断できる。他の鑑別法として鼻孔内への局所麻酔スプレーによる除痛、Fraenkel試験[4]および穿刺試験[5]などがある。なお、顎関節症やう蝕症・歯周病などでも上顎洞炎様の症状を呈することがあるため、これらの疾患との鑑別も行う。精神疾患を疑うには、まず考えられる身体疾患の除外を行うことが必要である。

対処法

身体表現性障害の患者への対応を表❶に示す。われわれ身体医は上顎洞炎など身体疾患との鑑別を行う。そこで上顎洞炎などの身体疾患が否定されたならば、そのことを患者やその家族に伝え、精神科や心療内科への対診や大学病院のリエゾン診療科[6]への紹介を行う。身体表現性障害等の診断は精神科医が行うが、診断の前提としてまずわれわれ身体医が身体疾患を否定することが必要となる。またそのとき他覚的所見を認めなくても、患者の自覚症状を受け入れ、精神科や心療内科への対診や大学病院へ紹介した後も、本人が希望すれば自分の診療所でも一緒に診ていく、といった姿勢が大切である。ただし非可逆的治療などは行わず、診察のみに留めるようにする。

なお、身体表現性障害は薬物療法の効果が低く、精神療法、認知行動療法やリラクゼーション法などを用いて治療を行う。

用語等

1）身体表現性障害：心理的な背景をもとに、身体症状を訴えたり、身体への過度のこだわりをもつ病態の総称。そのため身体的な訴えに対して、それに対応する器質的所見がない。

表❶ 身体表現性障害の治療の原則8か条（参考文献7）より引用改変）

1	「治癒」を期待しないこと
2	患者が症状をコントロールできるように援助することを心がける
3	患者との面接は短時間で頻回でも構わないが、必ず定期的な予約をとる
4	薬剤は、穏やかなもの（抗ヒスタミン薬、ビタミン剤、漢方薬等）を中心に用いること（医師が患者を見放していないという証拠にもなるので、投薬も必要である）
5	不安が強いときなどの一部を除いて、ベンゾジアゼピン系抗不安薬を用いないこと（薬物嗜好に陥る可能性がある）
6	患者自身がストレスを自覚することを手伝うこと
7	ただし、治療同盟を築くまでは、安易にストレスと症状を結びつけないこと
8	家族との治療協力を得ること。また、治療を妨げるような敵意（家族、親類、テレビのワイドショー、他の医療関係者）に巻き込まれないように助言すること

2）疼痛性障害：一般身体疾患では説明できない強い疼痛を長期に訴え、その原因に心理的要因が強く考えられる。疼痛以外には知覚麻痺や感覚異常などを伴うことがある。

3）心気症：健康や些細な身体の異常に対して著しくこだわり、執拗にとらわれ、重大な病気の兆候ではないかと恐れおびえる。適切な医学的評価を示し保証しても症状は持続し、著しい苦痛と社会的または職業上の障害を起こす。しかしその症状は妄想といえるほど強くはない。障害の持続期間は6ヵ月以上。

4）Fraenkel試験：自然孔付近をアドレナリン（エピネフリン）などの溶液を浸した綿球で圧迫し、自然孔を開通しやすくし、洞内の膿汁を流れやすくして、膿汁を証明する。

5）穿刺試験：Schmidt針を患側の下鼻道側壁から洞内に貫通させ、洞内に貯留した膿汁を吸引して証明する。

6）リエゾン診療科：精神科医が病院の身体科（内科、外科、耳鼻咽喉科、歯科など）の医師・歯科医師に協力して患者の精神医学的問題等の相談にのり、積極的に関わる診療システム。

（澁谷智明／玉置勝司）

【参考文献】

1）高橋三郎, 大野 裕, 染矢俊幸, 訳：DSM-Ⅳ-TR 精神疾患の分類と診断の手引. 第8版, 医学書院, 東京, 2008：187-191.
2）和気裕之：サイコ・デンティストリー；歯科医のための心身医学・精神医学. 第1版, 砂書房, 東京, 2009：128-130.
3）石川武憲, 松矢篤三, 白砂兼光, 編：顎口腔の炎症 口腔外科学. 第2版, 医歯薬出版, 東京, 2000：148-156.
4）Leeuw RD.：Orofacial Pain-Guideline for Assessment, Diagnosis, and Management. Fourth Edition, Quintessence Publishing Co, Inc, Chicago, 2008：229-230.
5）杉崎正志, 木野孔司, 小林馨, 監訳：TMDと口腔顔面痛の臨床管理. 第1版, クインテッセンス出版, 東京, 1997：312-313.
6）和気裕之, 宮岡 等：歯科医のための心身医学精神医学―症例と基礎知識の整理―第1版, 日本歯科評論社, 東京, 1997：48-53.
7）井川雅子, 山田和男, 他：身体的な異常が見当たらないのに口腔顔面部の疼痛や咬合の違和感を訴える患者をどう扱うか（Ⅱ）―症例から学ぶ身体表現性障害―. 日本歯科評論, 62(3)：155-170, 2002.

顎関節症

顎関節や咀嚼筋の疼痛、関節雑音、開口障害ないし顎運動異常を主要症状として少なくともそれらの一つ以上を有し、類似の症候を呈する疾患を除外したもの。画像所見のみ陽性で主要症候のいずれも有しないものは、顎関節症として取り扱わない。

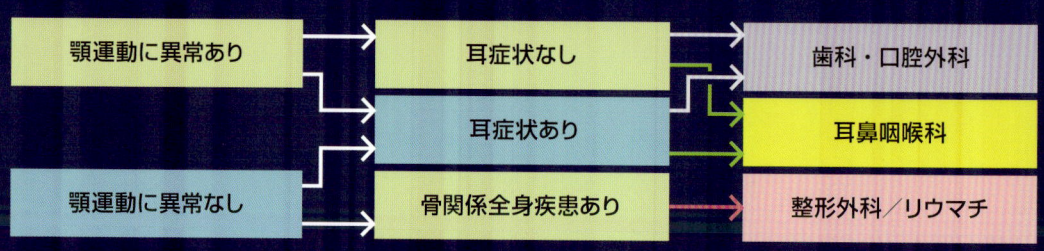

症状・病態

自覚症状は、口を開けるときに顎関節部にカクカクと音が鳴ったり、引っかかる感じがある。口が大きく開かなくなったり、痛くて口が大きく開けられない。口を開けるときに顎関節部に痛みがある、など。基本的に自発痛ではなく、運動時痛であることが特徴。他覚所見としては、顎運動時の咀嚼筋群の圧痛、開閉口時の顎関節雑音、開閉口時顎関節痛、開口障害（上下切歯間距離で40mm未満）、開閉口時の下顎開口路の側方偏位（斜めに口が開くと訴えることが多い）など。

病因・分類

生活習慣、食習慣、口腔悪習癖（日中の上下顎の歯の接触癖、歯ぎしり、食いしばりなど）による環境要因や、筋骨格系、咬合などの身体的要因、精神医学的要因が重なり合って発症する多因子疾患であると考えられている。顎関節症は以下のように5型に分類される。

- Ⅰ型：咀嚼筋障害
- Ⅱ型：関節胞、靱帯障害
- Ⅲ型：関節円板障害（関節円板の位置異常、とくに前方転位が多い）。下顎頭の前方に転位した関節円板が開口時に下顎頭の前上方に復位するものがⅢa型（このとき関節雑音が発生すると考えられている）。開口時に関節円板が復位しないものはⅢb型（開口障害や疼痛の原因となることが多い）。
- Ⅳ型：変形性関節症
- Ⅴ型：Ⅰ型～Ⅳ型のいずれにも該当しないもの。

検査

[一般検査]

①医療面接：主訴、現病の聴取、既往歴（関連する全身疾患、外傷の有無）。
②口腔内診査：残存歯の状態（疼痛や開口障害の原因となる得るう蝕や歯周疾患、歯性感染症などの有無について）、咬合状態、明らかな不正咬合、顎変形の有無。
③口腔外診査：触診による疼痛部位、顎関節雑音の有無、下顎頭滑走の有無、自主最大開口量（無痛／有痛）、開口路の偏位など。

[画像検査]

単純X線写真〔パノラマX線撮影、側斜位経頭蓋撮影法（シューラー変法）、眼窩下顎頭方向

撮影法など〕。
①パノラマX線撮影：顎関節を含めたスクリーニング検査に用いられるが、咬合位で撮影すると頬骨弓などの構造が重なり顎関節の構造が明瞭に観察されなくなるので注意が必要。前歯部で10 mm程度のブロックを咬ませて撮影するとよい。
②シューラー変法：顎関節の側面像に近似した像が得られ、下顎頭、下顎窩の骨変化、骨梁構造の観察、変形の有無、顎位の変化に応じた下顎頭の位置変化が観察できる。
③眼窩下顎頭方向撮影法：下顎頭の正面方向の像が得られる。
④関節腔造影断層撮影：関節腔内の線維性癒着、関節円板の転位、変形、穿孔や断裂の有無の評価。関節穿刺、造影剤による副作用などのリスクを伴う。
⑤MRI：関節円板の前方転位、側方転位などの位置異常の検索、関節円板の形態の評価が可能。腫瘍などの関節腔内病変の検索にも有用であり、情報量が多い。
⑥CT：下顎頭、下顎窩の退行性変化の検索や骨形態の評価。基本的には水平断の画像しか得られず、矢状断画像は再構成画像になるので解像度が劣ること、また関節円板など軟組織の評価はMRIが優れている。
注）下顎枝の内側、または隣接部に発生した腫瘍も顎関節症の症状を呈することがあるので、通常の顎関節の治療で症状の軽快化がみられない場合にはMRI、CTなどによる精査が必要である。

［血液検査］（血算一般、生化学的検査）
　急性炎症、化膿性顎関節炎などの炎症性病変、腫瘍性病変との鑑別。通常顎関節症のみでは検査値に異常は認められない。

症例

　右側顎関節症Ⅲb型の症例。右側顎関節に開口時痛、左側方運動時痛および圧痛あり。単純X線写真上で骨変化を認めないが、MRIで右側顎関節関節円板の復位を伴わない前方転位が認められた（図❶❷）。
　無痛自主開口量35 mm。家族歴では系統性疾患、リウマチ等の特記事項なし。関節可動化訓練を行い、1ヵ月後に無痛自主最大開口量42 mm、治療開始から2ヵ月で疼痛消失し、無痛自主最大開口量は50 mmとなった。

（儀武啓幸）

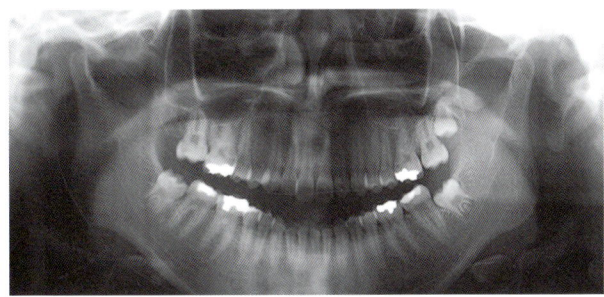

図❶　パノラマX線写真。左側顎関節部に骨変化は観察されない（円内）

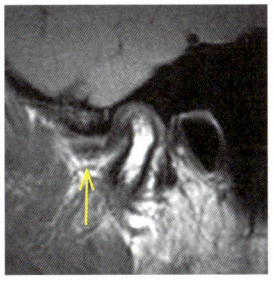 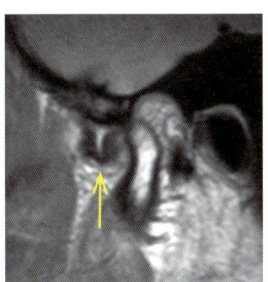

図❷　MRI画像
左：閉口時。下顎頭の前方に転位した関節円板が観察される（矢印）
右：開口時。関節円板の復位は認めない（矢印）

顎関節症

歯科・口腔外科での治療対応

治療

歯科において行われている治療はおもに以下のものが挙げられる。

①生活指導：
　食事指導（症状が強い時期の硬固物咀嚼を控えさせることなど）。歯ぎしり、食いしばり、日中の上下顎の歯の接触癖（TCH）などが症状発症の寄与因子となっていることが考えられる場合はこれら悪習癖の是正の指導を行う。

②薬物療法：
　顎関節部および咀嚼筋痛に対して非ステロイド系消炎鎮痛薬の投与を行う。また、咀嚼筋痛が強い場合は骨格筋弛緩薬を投与することがある。

③開口訓練：
　顎関節や咀嚼筋の疼痛や開口障害に対して、担当医による適切な指導、管理のもと症状の変化を見極めながら行う。

④理学療法：
　おもに疼痛に対する補助療法として、近赤外線治療器（Super Lizer™）、マイオモニター、ホットパックなどが使用される（図❸）。

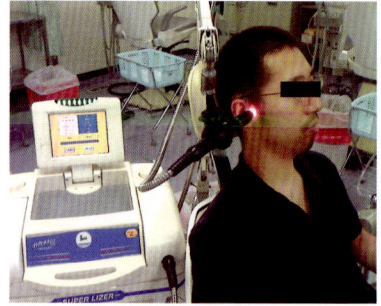

図❸　近赤外線治療器照射

⑤咬合治療：
　咬合要因が問題となっていると考えられる場合には、症状消失後にその原因となっている不正咬合に対して咬合調整、咬合の再構成を行う。

⑥スプリント治療：
　現在はおもにスタビライゼーション型スプリントが用いられている。同スプリントは顎関節および咀嚼筋群の負担が一時的に軽減されることにより治療効果が得られると考えられている（図❹）。

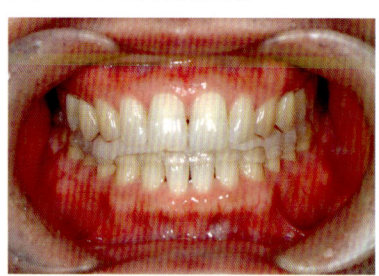

図❹　スタビライゼーション型スプリントの口腔内装着時（下顎）

⑦外科治療：
　関節腔内を洗浄、灌流することにより、関節腔の拡大との陰圧の解消、また炎症性物質の除去を目的とした関節腔内洗浄療法を行うことがある（図❺）。関節腔の線維性癒着を伴う場合は全身麻酔下で顎関節剝離授動術（関節鏡手術）、関節円板の穿孔や断裂が認められる場合は円板切除術を行う場合がある。

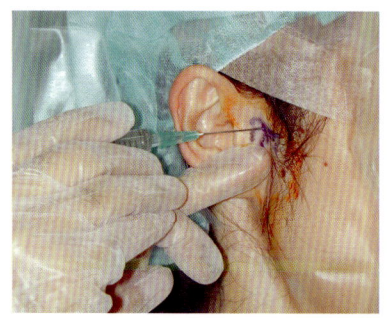

図❺　関節穿刺。関節腔内洗浄に先立つ上関節腔への穿刺

> **POINT**
> - 検査、診察から寄与因子の検討を行うことが治療を進めるうえでのポイントとなる。推測される寄与因子、個々の症状、臨床経過と各種検査結果をもとに治療法が選択される。
> - 専門的な診査、診断による十分な歯科医学的根拠がない状況での咬合調整（とくに天然歯に対する）などの非可逆的な咬合治療は避けるべきである。

（儀武啓幸）

耳鼻咽喉科 での治療対応

診断

　顎関節症の訴えとしてもっとも多いのが耳痛であり、約半数が自覚するといわれている。一方、顎関節外の病変でも耳痛を呈する疾患があり、診断に際し注意が必要である。耳鼻咽喉科医の立場より、鑑別に挙げるべき疾患について述べる。

１）中耳、外耳の病変

　耳痛をきたす中耳病変には、急性中耳炎、慢性中耳炎急性増悪、中耳腫瘍などがある。急性中耳炎では、耳閉塞感、圧迫感が先行し、続いて刺すような拍動性の耳痛を自覚することが多い。発熱、耳鳴、聴力低下、耳漏を伴うこともある。

　耳痛をきたす外耳病変には、急性外耳炎、外耳道腫瘍、外耳道真珠腫などがある。進行すると、外耳道の閉塞による難聴、耳閉感、耳鳴などを生じるが、初期は耳痛のみのことも多い。外耳炎による耳痛は激烈で、耳介を牽引すると疼痛が増悪する。外耳病変による耳痛は、顎運動に伴い増悪するため、しばしば顎関節症と類似する。外耳道腫瘍や外耳道真珠腫では、顎関節に病変が進展すると、開口障害を生じることがある。

２）側頭骨病変による耳痛

　顎関節付近に生じた側頭骨腫瘍では、顎運動に伴う耳痛、顎関節部の疼痛、開口障害などを呈し、顎関節症と類似し、鑑別を要する。側頭骨腫瘍の診断は、画像診断が有効である。

３）口腔・咽頭からの耳痛

　耳痛をきたす口腔病変には、口内炎（潰瘍）、う歯、歯周炎、口腔内腫瘍などがある。口腔病変からは、三叉神経を介して耳痛を生じる。口腔内の十分な観察が必要である。

　耳痛をきたす咽頭病変には、急性扁桃炎、扁桃周囲膿瘍、扁桃手術後、下咽頭腫瘍などがある。咽頭病変からは、舌咽神経を介して耳痛を生じる。咽頭の炎症性疾患の多くは、咽頭痛、発熱、嚥下障害などの徴候を伴い、咽頭の観察で診断される。採血で炎症所見をみることも有効である。下咽頭腫瘍は、ときに咽頭痛、咽頭違和感、嚥下障害などの自覚症状に乏しく、耳痛で発見されることがあり、注意が必要である。

４）耳下腺疾患による耳痛

　耳下腺炎後に耳前部の痛みや耳痛が長く続くことがある。また、耳下腺の悪性腫瘍でも耳前部の慢性的な痛みを生じることがある。疼痛の部位が顎関節症と類似するが、病歴、触診、アミラーゼ値の測定、画像診断などが鑑別に有効である。

５）三叉神経痛、舌咽神経痛

　三叉神経痛では主症状は顔面、舌咽神経痛では咽頭から頸部にかけての疼痛で、ときに耳痛を訴える。疼痛は一側性、発作性の激痛である。耳鼻咽喉科では、顎関節症の診断に際し、以上のような顎関節外の病変を鑑別疾患として念頭におき、耳内、口腔内、咽喉頭の観察や画像診断を行っている。

治療

　咬合異常を伴わない顎関節症は、しばしば耳鼻咽喉科において治療される。消炎鎮痛薬、筋弛緩薬を用いる薬物療法がおもな治療法である。本症の一部には、心身医学的要因が関与しており、抗不安薬の投与や、精神科対診を要することもある。

（牧野奈緒／喜多村　健）

顎関節症

精神科リエゾン診療の立場から

　顎関節症は、その多くが生活指導や運動療法等の初期治療で比較的短期間で改善する疾患であるが、一般歯科臨床においては、治療の難しいものと認識されている。顎関節症の主症候は、顎関節・咀嚼筋痛、開口障害、関節雑音であるが、う蝕や歯周病等の代表的な歯科疾患と大きく異なる点は、明確な他覚所見がなくても、顎関節周囲の疼痛のみでも診断されることである。すなわち、自覚症状のみの患者が含まれていることである。また、顎関節症の診断は除外診断によりなされるが、上記の主症候は、他の疾患でも起こりえるため、類似の症状を示す疾患を除外する必要がある。鑑別には、顎関節疾患、口腔顔面痛疾患、精神疾患のカテゴリーに含まれる疾患を検討する必要がある。

　さらに、顎関節症の治療を難しくしているのは、慢性疼痛、咬合違和感、不定愁訴、狭義の心身症などの病態が重なることであろう（図❶）。そのため臨床では、しばしば明確な診断がつかないケースに対してバスケットネームとして用いられることが少なくない。

　したがって、顎関節症を診断する重要なポイントは、自覚症状と他覚所見の関係を丁寧に検討することといえる。

■SOAPシステムとMW分類

　われわれは、SOAP診療システムを用い、主訴（S）に対する客観的データ（O）を検討し、診断（A）、治療計画（P）を立てていくなかで、心身医学・精神医学的な対応を要する患者に対し、MW分類[1]を用い対応している（図❷）。この分類法は、顎関節症のほか、前述の慢性疼痛、咬合違和感、不定愁訴等にも応用が可能である。

　はじめに、患者の自覚症状に対する他覚所見がみつかるか否かで大別する。他覚所見がみつからない場合は、自覚症状ケース（分類A）とする。他覚所見のみつかるケースは以下の3ケースに分類する。他覚所見は存在するが、その所見では自覚症状を十分に説明できない場合は、自覚症状・他覚所見乖離ケース（分類B）、自覚症状に対応する他覚所見が存在し、かつ明確な不安や抑うつ、妄想等の精神症状が確認できる場合は、身体疾患・精神疾患併存ケース（分類C）、自覚症状に対応する他覚所見が存在し、その症状が心理社会的ストレッサー

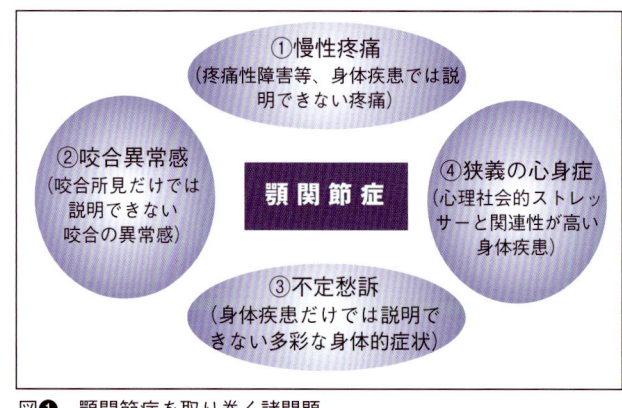

図❶　顎関節症を取り巻く諸問題

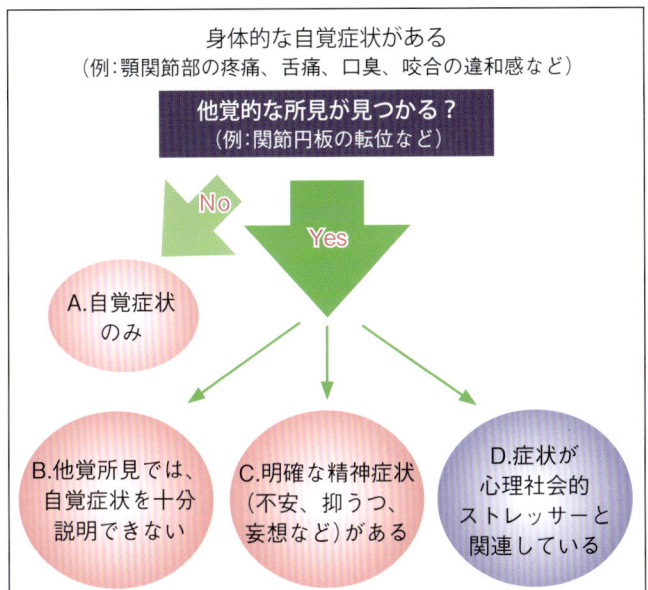

図❷ 心身医学・精神医学的な対応を要する患者の分類：MW分類（参考文献1）より引用改変）

表❶ 症例

患者：52歳 女性 主婦
主訴
①開口時の左側関節雑音、どこで噛んでよいかわからない ②眠れない ③全身の倦怠感
現病歴
2ヵ月前から噛む位置が定まらなくなり、夜眠れなくなってきた。また、日中もつねに歯が当たりいらいらする。さらに、最近は顎関節雑音も気になるようになってきた。
顎関節・口腔所見
開閉時に、左側顎関節にレシプロカルクリックを触知する。圧痛・運動痛はなし。開口量48mm。補綴治療が多部位に行われているが、咬合状態は明らかな異常所見が認められない。
診断
左顎関節症の疑い、口腔異常感症（咬合違和感）
精神科の診断と投薬
診断：不安神経症 アミトリプチリン（トリプタノール®）、エチゾラム（デパス®）、ロラゼパム（ワイパックス®）

の影響を強く受けている場合で、A～Cに該当しないものを狭義の心身症ケース（分類D）とする。なお、自覚症状と他覚所見の関連性が明らかで、A～Dにあてはまらない場合は、通法に従って治療を行う。

それぞれへの対応は、AとBは歯科および医科の身体疾患に起因している可能性が低いため、身体面への積極的な治療は控えて、病態の説明や保存的な治療で経過をみる。想定される精神疾患は、身体表現性障害、気分障害、不安障害等に含まれるものが多く、その他、統合失調症、妄想性障害、パーソナリティー障害等、多様である。Cは、精神科等と連絡をとりながら並行して治療する方針をとる。Dの狭義の心身症ケースには、ストレスの自覚を促し、心身相関を理解させ心身の負担の軽減を勧める。

A～Dはいずれも状況によって精神科や高次医療機関への依頼や連携が必要である。

症例から

一般臨床で顎関節症と関連してもっとも注意が必要なケースは、咬合違和感を訴える患者であろう。表❶に「顎関節症状、咬合違和感、全身症状」で受診した症例を示す。MW分類はBと診断し、病態説明を行ったところ、患者自身が精神的な問題を自覚しており、精神科への紹介を希望した。その後、投薬でほとんどの症状は落ち着き、歯科では3ヵ月ごとに経過を観察している。

このケースは、患者に病識があったため連携をとることができたが、歯科医師の思い込みで、とくに咬合と顎関節症状を含めた症状について、その関連をいたずらに刷り込んでしまうと、その後、認知を変えることは難しくなり、ドクターショッピングを重ねる患者を生み出してしまう場合もある。医原性の患者を作らないためにも、明確な所見や原因がみつからない場合の対応を知っておくべきであろう。

（和気裕之／島田　淳）

【参考文献】
1）和気裕之：サイコ・デンティストリー；歯科医のための心身医学・精神医学，第1版，砂書房，東京，2009．

味覚障害

味覚は生活の質（QOL）を高めるために重要な感覚の1つである。味覚障害は「味がわかりにくい」「変な味がする」「口の中がつねに苦い」などを主症状とする。

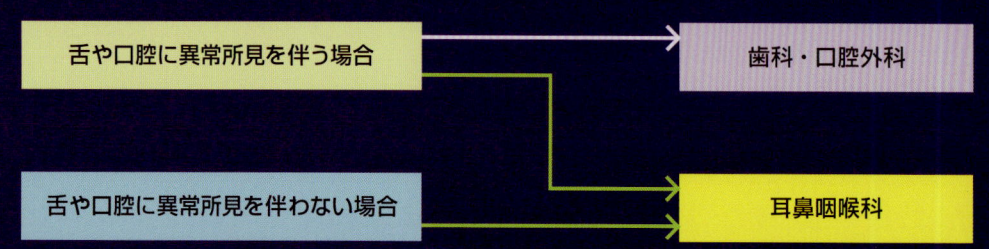

症状・病態

味覚障害の症状として、以下のものが挙げられる。

①食物の味がわからない　②味が薄く感じられる　③何も食べていないのにつねに苦い味がする　④食物がいやな味に感じられる　⑤本来とは違う味がする　⑥特定の味だけ（おもに甘味）わからない。

病因・分類

以上の症状は、①味覚消失　②味覚減退　③自発性異常味覚　④悪味症　⑤異味症・錯味症　⑥乖離性味覚障害とされており、おもに次のような原因が考えられる。

1. 味蕾周囲の変化

舌、軟口蓋、咽頭部、喉頭部にある味蕾がなんらかの障害を受けることによる。

例：カタル性口内炎、潰瘍性口内炎、壊疽性口内炎、アフタ、淋毒性口内炎、扁平苔癬、白板症、ハンター舌炎、地図状舌、苺状舌、外傷、火傷など。

2. 味蕾生成の阻害

味蕾生成（ターンオーバー、交代）に必要な要素の欠乏などによる。

例：亜鉛欠乏症、低・高銅血症、ビタミンA欠乏症、ビタミンB群欠乏症、貧血など。ヒトの味蕾は20日から1ヵ月で新しい味蕾に生まれ変わる。細胞の新陳代謝において重要な亜鉛が味蕾には豊富に含まれており、亜鉛欠乏はこの味蕾の新陳代謝を遅らせると考えられる。

3. 味物質の味蕾到達阻害

味孔（味蕾の入口）が塞がれることや、味質が溶け込むのに必要な唾液の減少による。

例：舌苔、口腔カンジダ症、喫煙、口腔乾燥症、シェーグレン症候群、唾液腺周囲への放射線照射など。

4. 味覚神経の障害

顔面神経（鼓索神経、大錐体神経）、舌咽神経、迷走神経（上喉頭神経）の病変や障害。

例：ベル麻痺、中耳手術、腫瘍、外傷など。

5. 脳（中枢）の障害

脳内の味覚野における病変および障害。

例：腫瘍、出血、外傷。

6. 食物や食品の性質に起因
　歯ごたえ、舌触り、香り（におい）の感じ方に変化があった場合。
　　例：三叉神経障害、急性鼻炎、副鼻腔炎、嗅覚障害、義歯装着など。

7. 精神科疾患
　心因性の要因に併発して訴える場合。健常者であっても、うつ傾向、不安傾向が亢進すると味覚の減退が起きる。
　　例：うつ病、不安障害、心気症、舌痛症など。

8. その他
　発症原因不明あるいは潜在的な亜鉛不足と考えられる特発性味覚障害が意外と多い。なかでも薬剤が原因の味覚障害は多く、これは薬剤が亜鉛とキレート結合し、結果体内の亜鉛濃度が低下することにより発症するといわれている。高齢化に伴い味覚異常を発症させる可能性のある薬剤が長期間投薬されることが多くなった。また、妊娠による身体変化で発症することがある。

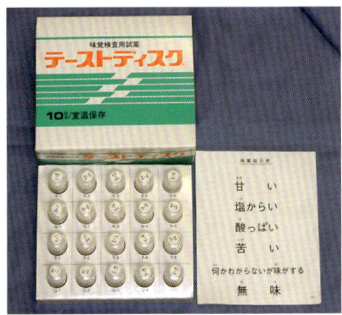

図❶　濾紙ディスク試薬法：4味質それぞれに5段階の濃度の溶液があり、No5がもっとも濃い

診断・治療の進め方

　問診による既往歴の聴取、視診で舌の乳頭や粘膜の状態を診察したうえで、原因と考えられるものを抽出する。外来で行われる臨床検査には次のようなものがある。

1）濾紙ディスク試薬法（テイストディスク®）
　甘味（蔗糖）、塩味（食塩）、酸味（酒石酸）、苦味（塩酸キニーネ）の4味質5段階の濃度溶液を直径5mmの濾紙片につけて検査部位にのせ、味質を問う定性定量検査法である（図❶）。この検査で異常と診断されても、自覚症状として味覚異常感がない者もいる。

2）全口腔味覚検査
　各濃度味質溶液を全口腔で味わい評価する。上記濾紙ディスク試薬法に用いた5段階濃度溶液を用いる方法と、もっと細かく段階分けした濃度溶液を用いる方法とがある。

3）電気味覚検査
　電流量の大きさにより味覚を測定する定量検査法。おもに味覚伝道路障害の診断で効果を発揮。

4）ガムテスト
　唾液分泌量の低下を診断する。ガムを10分間噛み、流出唾液量10mL以下を異常とする。

5）血液検査
　肝機能、腎機能、糖尿病、貧血、ウイルス感染、血糖、血清亜鉛・銅・鉄量の検査。血清亜鉛値は2割程度の日内変動があり、空腹時のほうが高値となる。よって血清亜鉛値の基準値は概ね65～110μg/dLであるが、80μg/dL未満で潜在的に基準値を下回る可能性がある。

6）細菌検査
　口腔カンジダ症（Candida albicans）の鑑別診断。

7）心理テスト
　簡単な自己記入式検査General Health Questionnaire（一般健康調査票）、self-rating depression scale（自己評価抑うつ尺度）などのスクリーニングによって、精神症状から二次的に発症した味覚障害が疑われる場合は専門医への受診を促す。

（小林明子／澤田真人）

味覚障害

歯科・口腔外科での治療対応

　味覚障害の原因として身体性全身疾患が疑われる場合、また付随症状から中枢性病変、聴神経腫瘍や三叉神経領域の腫瘍性病変が疑われる場合はこの治療を優先させる。すでに疾患の治療に使われている薬剤が味覚の異常を引き起こしていると考えられる場合は治療医に委ねる。

味覚障害の治療法

　亜鉛低下性味覚障害では亜鉛剤の補充が必要であるが、亜鉛剤は歯科保険適用されていないため、亜鉛を多く含む食品を表❶に掲げる。抑うつや精神疾患が原因で味覚障害がみられることもあるが、向精神薬には味覚異常や口腔乾燥を引き起こすものが多いため、やはり治療医の判断を仰ぐ必要がある。いずれにせよ、以上の場合は医科受診が必要となる。

　歯科・口腔外科ではまず、口腔内所見から舌乳頭の萎縮、舌炎、口腔カンジダ症や貧血が疑われる場合は当該疾患の治療を行う。う蝕や不良補綴物などが舌炎の原因になっている場合は、これらの刺激を除去する。義歯の使用開始に伴い味覚の低下を訴えることがあるが、使用の継続に伴い慣れていくことが多い。舌苔が多い場合や舌乳頭の増生がみられる場合は除去し、口腔衛生状態を改善する。

　舌炎にはアズレンスルホン酸ナトリウム（アズノールうがい液®）など、口腔カンジダ症ではアムホテリシンB（ファンギゾン®）、ミコナゾール（フロリードゲル経口用2％®）などを用いて含嗽治療を行うが、口腔カンジダ症の重症化したものや貧血が原因と考えられる舌炎は医科での治療が必要となる。放射線治療後の舌炎には多糖体分解酵素（エレース®）などの含嗽を補助的に用いる。

　唾液分泌量の低下や口腔乾燥がある場合は、唾液腺疾患を精査し、疾患がなければ唾液腺のマッサージや酸性食品によって唾液の分泌を促す。摂食時でも唾液の分泌が少ない場合は調理を工夫して水分を補給する。末梢神経損傷による味覚障害には、触覚や温冷覚などの感覚異常が伴う。この場合の味覚障害は当該部位の感覚障害より改善しにくいが、他部位の味覚受容に代償されて全口腔では障害を感じなくなることが多い。発症直後はアデノシン三リン酸二ナトリウム（アデホスコーワ®）などの代謝改善薬とメコバラミン（メチコバール®）などのビタミンB12製剤の内服を併用して経過をみることが多い。

　味覚は疲労や生活環境の影響を受けやすく、生活環境も含めて発症原因が特定でき、かつそれが改善可能な場合には障害も回復しやすい。しかし自覚症状と臨床検査結果に乖離がみられたり、原因の特定や改善ができない場合は、症状が長びくことが多い。また実際にヒトが味を感じるときは食物のガスを嗅覚で感じ、嗅覚・味覚が統合された風味として捉えているため、味覚検査で異常がなくても風味障害によって「味がしない」こともある。こうした嗅覚障害を伴う場合も医科での治療が必要である。

（小林明子／澤田真人）

表❶　亜鉛を多く含む食品（例）

牡蠣　魚卵　鰯　煮干　小魚　卵黄
海草　薄力粉　玄米　そば粉　麩　小豆　椎茸　ゴマ
緑茶　抹茶　玄米茶
大根やカブの葉　　小松菜
亜鉛剤サプリメント

耳鼻咽喉科での治療対応

味覚障害をきたす疾患およびその機序、治療

1．神経障害による味覚障害

①末梢神経障害：味覚に関与する脳神経は、顔面神経（N.Ⅶ）と舌咽神経（N.Ⅸ）が重要である。顔面神経のなかで、鼓索神経と大錐体神経が味覚に関与している。鼓索神経や大錐体神経の障害は、顔面神経麻痺（ベル麻痺、ハント症候群など）や聴神経腫瘍などで生じる[1]。また、中耳炎や中耳外傷、中耳炎手術操作などに伴って鼓索神経障害を生じることがある[1]。舌咽神経障害の原因としては、球麻痺によるものや、頻度は少ないが扁桃摘出術後（開口器による舌の圧迫、術後の食事摂取不良）や喉頭微細手術後（喉頭鏡による舌の圧迫）の例が報告されている[1]。

②中枢神経障害：脳梗塞や脳出血、腫瘍性病変、頭部外傷、多発性硬化症などの中枢性病変によっても味覚障害を生じる[1,2]。これらは原疾患の治療が優先される。

③嗅覚障害に伴う味覚障害：食物の複雑な味には、味覚以外に嗅覚、触覚、温度覚も関係している。嗅覚障害（感冒罹患に伴う急性副鼻腔炎、慢性副鼻腔炎、頭部外傷後、特発性など）をきたすと、風味が障害され味覚異常をきたすことがあり、副鼻腔炎に対する治療（内服、点鼻薬、鼻の手術等）が必要となることがある。

2．亜鉛欠乏性味覚障害

舌の上皮（味蕾を含む）には亜鉛が豊富に存在している。また、味覚の受容機構に関与する多くの亜鉛酵素が味蕾内に豊富に存在し、体内の亜鉛が欠乏すると味覚障害を生じる[1,3]。味覚障害例の低亜鉛血症は、全身疾患に伴った味覚障害や薬剤性味覚障害においても多く認められる。治療は、亜鉛製剤ポラプレジンク（プロマック®）の内服、もしくは微量元素製剤（エレメンミック®やミネラリン®）の静脈内投与が有効だが、ポラプレジンク（プロマック®）は消化性潰瘍の治療薬のため、味覚障害に対する保険適用はない。

3．薬剤性味覚障害

薬剤性味覚障害の原因となる薬剤には、降圧利尿薬、冠血管拡張薬、肝疾患治療薬、抗菌薬、抗がん剤、インターフェロンなどさまざまで、これらを投与される機会の多い高齢者に多くみられる。原因薬剤は多岐にわたるため、味覚障害をきたす機序はさまざまである。近年、いくつかの味覚障害の原因薬剤が亜鉛キレート作用を有することが報告されており[1,3]、体内の亜鉛代謝に影響を及ぼし（吸収障害や排泄増加など）、味覚障害をきたすと考えられている。治療は原因となる薬剤の減量や中止、他の薬剤への変更であるが、原疾患によっては困難な場合もある。

4．特発性味覚障害

血清亜鉛値が正常で、既往歴や内服処方歴などからも味覚障害の原因を特定できない場合である。しかし、亜鉛製剤投与により症状が改善する場合があるので、潜在的な亜鉛欠乏が関与しているものと考えられている。亜鉛欠乏性味覚障害と同様に、亜鉛製剤の補充が有用である[1]。

5．放射線治療後の味覚障害

頭頸部悪性腫瘍に対する放射線治療を行うと、放射線により味蕾が障害され、唾液分泌も低下し、また口内炎のため食事摂取が不十分となるため味覚障害を呈することがある。放射線治療後に亜鉛製剤を投与すると、味覚障害が改善したという報告もある[4]。

6．全身疾患に伴う味覚障害

腎不全、肝不全、消化器疾患、糖尿病などに伴う味覚障害では原疾患の治療が優先される。

（石原明子／喜多村　健）

味覚障害

精神科リエゾン診療の立場から

精神疾患に関連する味覚異常は、精神科医にとっては日常よく遭遇する症状といえるが、一方、歯科医にとってはこれまで注目されてこなかった。本項ではとりわけうつ病の経過中に味覚障害がみられることがあることを確認してゆきたい。

うつ病と味覚異常

うつ病でみられる味覚異常[1]

うつ病患者にみられる味覚異常は、「味がしない、砂を嚙んでいるようだ」というような味覚低下と、「味が変だ、何を食べても苦い。食事以外のときも変だ」といった異味覚を主体としている。これらの症状変化はうつの症状変化とある程度関連があるようだが、内容的には他の原因による味覚異常患者と比較して非特異的といえる。

味覚異常はうつ病相のもっとも初期にみられる例もあれば、治療途中からみられる例もあり一定していない。味覚異常といううつ病の身体症状で、歯科口腔外科を精神科よりも先に受診する例のあることに注意せねばならない。また、うつの消退とともに味覚も回復してくる。

うつ病の口腔環境

一般にうつ病患者は抗うつ薬の薬物治療を受けることが多いが、程度の差こそあれ副作用による唾液分泌低下を認める。あるいは疾患そのものによる唾液分泌低下もある。

睡眠薬の1つでゾピクロン（アモバン®）は唾液中に分泌されて苦味の異味覚症状が有害事象としてよく知られている。

また、うつが重症になれば生活活動性も低下し、口腔内の衛生状態が悪くなることも一時的に認められる。

このようなうつ病患者特有の口腔環境を理解しておく必要がある。

"うつ病"

"うつ病"には精神症状とともに多彩な身体症状がみられる。表❶にその主たる症状を示す。口腔領域でも、味覚障害、舌痛、セネストパチー症状、自己臭症状などがみられる。

"うつ病"は自然寛解する例がよく知られ、「歯科治療を施したために"うつ病"が治った」という歯科医がいるが、それは勘違いである。加えて軽症たりといえども歯科医が"うつ"を診ることはしてはならない。「医科で診るか、歯科で診るか」ではなく、いかに精神科受診をさせるか、味覚異常などの身体症状に限ってどのように精神科と連携するかの議論になろう。

症例

64歳、女性。「舌がピリピリする。味がよくわからない」と訴えた。味覚検査では軽度低下。当初舌痛症とも考えられたが、不眠を認め、抑うつ傾向があり、うつ病に伴う味覚障害の疑いで精神科に紹介した。

表❶ うつ病の主な身体症状(参考文献2)より引用改変)

高頻度にみられる症状	時々みられる症状
・食欲低下 ・便秘 ・性欲減退、全身倦怠感	・頭痛 ・頭重 ・肩こり ・動悸 ・いわゆる眼精疲労 ・咽喉頭異常感 ・胃の不快感、・頻尿 ・四肢の冷え ・めまい ・月経不順 ・唾液・涙の分泌減少

精神科にてうつ病の診断により薬物療法が開始され、25週目ですべての精神症状が軽快した。

本症例[3]は精神症状を評価しなければ舌痛症、あるいは特発性味覚異常と診断されていた可能性がある示唆的症例として報告されている。

精神科への紹介[2]

プライマリーデンティストが医学全般にわたって必要に応じて専門医へ紹介できる程度の知識や診断技術をもち合わせることは、理想かもしれない。そうはいっても、一般歯科臨床医にとって精神症状を評価することは困難であることも多い。よくわからないときには抱え込むことなく、まず精神科医に相談したほうがよい。

もう1つの問題は、精神科への紹介の仕方とタイミングである。うつ病への理解が深まったとはいえ、精神科受診のハードルはまだ低いとは言えないようだが、不眠などの他の症状をとりあげて受診を勧めたり、信頼できる先生である旨を告げる、他の治療がうまくいった例を挙げる、などが助けになることがある。ときには家族の協力を求めることも必要である。

また、依頼をする際の注意として、依頼元も引き続き診療を継続することが、精神科受診を継続させる動機にもなるし、患者も安心する。人任せにしないという点でも大事である。その際、身体面の評価つまり口腔内所見については正確に告げるが、「精神的なものであるから紹介する」などと精神面の評価は告げないほうがよい。専門外の疾患である可能性について相談する過程であることを強調するのがよい。どうしても困難な場合には、総合病院の歯科口腔外科や内科などを紹介してワンクッションおくのも一考かもしれない。

(角田博之)

【参考文献】
1) 角田博之, 上島国利, 宮岡 等, 永井哲夫:味覚閾値と抑うつの程度. 心身医学, 42 (3): 218-224, 2002.
2) 宮岡 等:内科のための精神症状の見方と対応. 39, 41, 117-120, 医学書院, 東京, 1995.
3) 角田博之, 永井哲夫, 高森康次, 岩渕博史, 角田和之, 酒向 淳, 若林 類, 新里知佳, 宮岡 等, 海老原 務, 藤野雅美, 片山義郎:味覚異常を主訴に来科したうつ病症例. 日本歯科心身医学会雑誌, 16 (1): 71-73, 2001.

口腔乾燥症（ドライマウス）

唾液は、粘膜の湿潤・保護作用や抗菌作用がある。唾液分泌低下により、長期間口腔乾燥状態が続くと、口腔粘膜の炎症反応が起こる。口腔乾燥症の原因はさまざまであるが、シェーグレン症候群はつねに念頭において対応する。

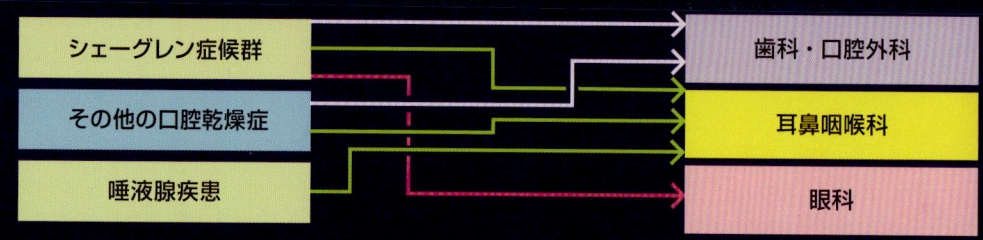

症状

自覚症状としては、「口が乾（渇）く」ことの他に、「喉が渇く」、「口の中がザラザラする」、「ヒリヒリ痛む」、「ネバつく」、「味覚がおかしい」などと表現されることがある。

病因・分類

口腔乾燥は、唾液分泌量の減少、あるいは口腔内水分量の低下によって起こる。これには以下のような原因が考えられる。

①唾液腺自体の機能障害による口腔乾燥症：

- シェーグレン症候群：外分泌腺が障害を受ける口腔や眼の乾燥症状を主とする臓器特異的自己免疫疾患で、好発年齢は50代、女性である。他の膠原病を併発しているものを続発性（二次性）シェーグレン症候群、単独のものを原発性（一次性）シェーグレン症候群という。経過中に悪性リンパ腫などの発症の可能性があるとされている。
- シェーグレン症候群以外の唾液腺障害：悪性腫瘍放射線治療後における放射線性唾液腺障害や、GVHD（移植片対宿主病）、サルコイドーシス、後天性免疫不全症候群、C型肝炎、悪性リンパ腫などで唾液腺の障害が起こることがある。

②薬物起因性口腔乾燥症：抗精神病薬、抗うつ薬、抗パーキンソン薬、抗ヒスタミン薬、降圧薬、利尿薬などの常用内服薬の服用で唾液の分泌低下が起こることがある。数百種類の薬剤が口腔乾燥症を起こすともいわれ、加齢などにより生理機能が低下していると薬剤の影響を受けやすい。

③神経性口腔乾燥症：中枢神経系、あるいは末梢唾液分泌神経系の障害による口腔乾燥症。脳炎、脳の外傷・腫瘍、顔面神経の障害、あるいは抑うつ、恐怖、ストレスなどで、唾液分泌低下が起こる。

④全身性代謝性口腔乾燥症：発熱、発汗、下痢などの脱水・電解質異常に伴う口腔乾燥や、糖尿病、甲状腺疾患、腎疾患などの基礎疾患に合併して起こる口腔乾燥。

⑤蒸発性口腔乾燥症：唾液分泌低下がなくとも口呼吸、開口などによる口腔内水分量の低下によって口腔乾燥が起こる。要介護高齢者、障害者などでも開口状態が持続すると、身体機能の低下とあいまって口腔乾燥が顕著となる。

⑥原因疾患の認められない口腔乾燥症

検査

1）問診

口腔乾燥症の病因は、前述のように多彩であるので問診が重要である。なお、口腔乾燥感（口腔粘膜が乾燥している）と口渇感（水が飲みたくなる）の区別に留意する。

- 身体の既往、［病因・分類］に示した口腔乾燥を引き起こす可能性のある疾患に注意し、必要なら主治医に対診する。また、糖尿病などの未治療患者が潜在している可能性のあることをつねに念頭におく。
- 服用薬剤についてチェックし、口腔乾燥症発症が投与開始期に一致しているか確認する。
- 眼の乾燥感（ドライアイ）の有無。
- 唾液腺（とくに耳下腺）腫脹の繰り返しの有無など。ただし、唾液腺の腫瘍や炎症などの唾液腺1つのみの障害で口腔乾燥症は発症しない。
- 嚥下障害：食事中に水分を多く摂らないと飲み込みづらいなど。また、唾液量が低下して食道炎・胃炎などが起こる可能性もあるといわれている。
- 口呼吸などの習慣の有無。

2）口腔内所見

口腔粘膜の慢性炎症により、発赤、萎縮が起こる。舌であれば舌乳頭が消失し、平滑舌を起こす。貧血や他の粘膜疾患との鑑別が必要である。耳下腺乳頭や舌下小丘など唾液腺開口部の萎縮がみられるようになる。また、口角炎を含め、カンジダ性口内炎を起こしやすくなる。疼痛が強い場合は感染が疑われる。一方、口腔乾燥が軽度であるか、発症初期であれば、舌背や口蓋は乾燥していても、口底は比較的湿潤していることがある。このような場合、口腔粘膜の病的変化は認めにくいこともあるので、詳細な問診と下記検査などにより、舌痛症などを除外する。

3）検査

シェーグレン症候群の診断のために表❶の検査を考える。検査が不十分であるとシェーグレン症候群が否定されず、漫然と口腔乾燥症として扱われる可能性があるため、潜在的なシェーグレン症候群の患者数は多いともいわれている。なお、口腔乾燥の自覚症状の強さは診断基準に入っておらず、臨床検査所見により診断されることに注意する。

（鈴木鉄夫）

表❶　シェーグレン症候群の診断基準（旧厚生省1999年改訂）

1. 生検病理組織検査で次のいずれかの陽性所見を認めること
   ①口唇腺組織で4mm²あたり1 focus（導管周囲に50個以上のリンパ球浸潤）以上
   ②涙腺組織で4mm²あたり1 focus（導管周囲に50個以上のリンパ球浸潤）以上
2. 口腔検査で次のいずれかの陽性所見を認めること
   ①唾液腺造影で Stage1（直径1mm未満の小点状陰影）以上の異常所見
   ②唾液分泌量低下（ガム試験にて10分間10mL以下またはサクソンテストにて2分間2g以下）があり、かつ唾液腺シンチグラフィーにて機能低下の所見
3. 眼科検査で次のいずれかの陽性所見を認めること
   ①Schirmer試験で5mm/5分以下で、かつローズベンガル試験（van Bijsterveld スコア）で3以上
   ②Schirmer試験で5分間に5mm以下で、かつ蛍光色素試験で陽性
4. 血清検査で次のいずれかの陽性所見を認めること
   ①抗 Ro/SS-A 抗体陽性
   ②抗 La/SS-B 抗体陽性
   ［診断基準］上の4項目のうち、いずれか2項目以上を満たせばシェーグレン症候群と診断する

口腔乾燥症（ドライマウス）

歯科・口腔外科での治療対応

原因疾患の治療

- 糖尿病や悪性腫瘍などの原疾患を否定できなければ、その対応を内科など医科へ依頼する。
- 服用薬が疑わしければ、主治医と相談し、可能なら原因薬剤の変更、減量を行う。
- シェーグレン症候群は、他に疾患が合併していなければ、口腔乾燥のみの治療となる。
  ただし、シェーグレン症候群の進行、増悪を定期的に検査確認し、他の免疫疾患や悪性リンパ腫について注意していかなければならない。内科との連携が必要である。

口腔乾燥の対症療法

- 口腔粘膜の炎症を抑え、萎縮変化を増悪させないために、粘膜に潤いを与え保湿することが大切で、現在種々のものが考えられている。外用薬としては、スプレー式噴霧器として人工唾液（サリベート®）があるが、適応としてはシェーグレン症候群か放射線性唾液腺障害しか認められていない。ヒアルロン酸主体の口腔内保湿剤（医薬品ではなく化粧品などとして扱われている）としては、オーラルウェット®、絹水®、オーラルバランス®などがある。口唇にはワセリンなどが保湿しやすい。
- 唾液分泌低下により齲蝕、歯周炎のリスクが高くなるので、歯科においての定期的な口腔清掃指導管理が必須である（図❶❷）。
- 内服薬は、シェーグレン症候群、放射線性唾液腺障害であれば、唾液分泌刺激薬（ムスカリン性アセチルコリン受容体）の塩酸セビメリン（サリグレン®、エボザック®）、あるいは塩酸ピロカルピン（サラジェン®）が認められている。発汗、消化器症状などの副作用があるが有効性は高い。また、アネトールトリチオン（フェルビテン®）も同じく適応になっている。
- 漢方薬としては、白虎加人参湯や麦門冬湯などが処方されることが多い。
- 粘膜に炎症のある場合は、アズレン含嗽剤（アズノール®、含嗽用ハチアズレ®）などを使うこともある。カンジダ菌感染が疑われれば細菌検査を行い、陽性であれば、抗真菌薬（イトリゾール内用液®、フロリードゲル®、ファンギゾンシロップ®）などを投与する。
- 口呼吸（夜間）には、スプリント（夜間開口防止）が保湿装置として応用されることがある。

（鈴木鉄夫）

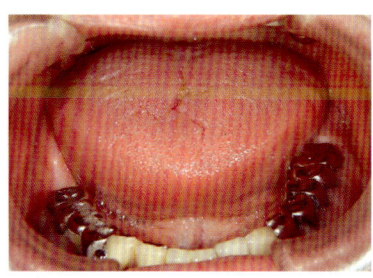

図❶

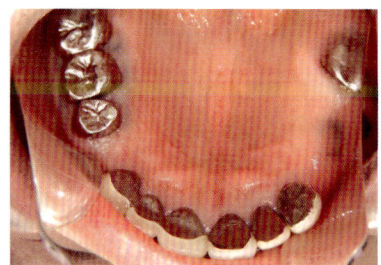

図❷（ミラー像）

図❶❷　シェーグレン症候群患者の口腔内（歯科通院管理中、定期的にプロフェッショナルケアを行っている）。残存歯はすべて歯冠補綴物となっている。上顎は義歯を使用しているが、床下粘膜には異常はみられない。一見すると口腔乾燥所見はわかりにくいが、舌粘膜はやや萎縮傾向があり、また、泡状の唾液は唾液量が低下している際よくみられるものである。患者は口腔乾燥と嚥下障害を自覚している

耳鼻咽喉科 での治療対応

原因
　口腔乾燥症はおもに唾液量の減少によって起こり、原因として、シェーグレン症候群、放射線治療の既往、高カルシウム血症や糖尿病などの全身性疾患、加齢性変化による唾液腺萎縮、耳手術などによる鼓索神経障害、鼻疾患など閉塞性吸気障害による口呼吸、薬剤によるもの（表❶）や心因性のものなどがある。

診断
　診断には唾液分泌量検査（ガムテスト、吐唾法など）、唾液腺造影、唾液腺生検のほか、全身的な検査が必要で、血液検査（血清カルシウム値、血糖、自己抗体など）、尿検査（尿比重、尿糖など）が行われる。シェーグレン症候群が疑われる場合（表❷）には、原発性においてはその50％が全身的な何らかの臓器病変を伴うこと、5％には悪性リンパ腫や高マクログロブリン血症が発症すること、また二次性においても原因となる膠原病を鑑別することが必要となり、まずは耳鼻咽喉科的な診断が必須である。

治療
　治療は原因疾患によって異なるが、基本的には水分補給、加湿、口腔ケアなどの保存的療法が選択される。唾液分泌を刺激するものとして、シュガーレスガム、レモン、梅干などが使用されることもある。薬剤性のものが疑われれば、薬剤の中止や変更、高カルシウム血症や糖尿病が原因と考えられる場合は原病のコントロールが行われる。鼻疾患など閉塞性吸気障害による口呼吸に対しては、呼吸状態によって手術的治療が選択される場合もある。また、シェーグレン症候群や放射線治療後（唾液分泌は10Gyの照射で60〜90％減少するといわれる）など、不可逆性の小唾液腺の減少に対しては投薬が適応となり、塩酸ピロカルピン（サラジェン®）、塩酸セビメリン（サリグレン®）、アネトールトリチオン（フェルビテン®）、麦門冬湯®、人工唾液などが使用される（塩酸セビメリン、アネトールトリチオンは、現在のところシェーグレン症候群にのみ適応）。唾液腺腫脹をくり返す症例に対しては、副腎皮質ホルモンが有効な場合もある。

（吉本亮一／喜多村　健）

表❶　唾液分泌障害を起こす薬剤

抗精神病薬	フェノチアジン系（コントミン®など）、三環系抗うつ薬（トリプタノール®など）
抗てんかん薬	フェニルアセチル尿素系（クランポール®など）
鎮痙薬	抗コリン薬（ブスコパン®など）、アルカロイド製剤（硫酸アトロピン®など）、抗パーキンソン薬（アキネトン®など）
抗めまい薬	塩酸ジフェニドール（セファドール®）など
抗ヒスタミン剤	プロピルアミン系など第一世代抗ヒスタミン薬（ポララミン®など）
消化性潰瘍薬	ランソプラゾール（タケプロン®）など
降圧薬	塩酸クロニジン（カタプレス®）など
抗不整脈薬	ジソピラミド（リスモダン®、ノルペース®）など

表❷　シェーグレン症候群の診断基準（旧厚生省、1999）

①口唇小唾液腺の生検組織でリンパ球浸潤がある
②唾液分泌量の低下がガムテスト、サクソンテスト、唾液腺造影、シンチグラフィーなどで証明される
③涙の分泌低下がシャーマーテスト、ローズベンガル試験、蛍光色素試験などで証明される
④抗SS-A抗体か抗SS-B抗体が陽性である
＊この4項目の中で2項目以上が陽性であればシェーグレン症候群と診断される

口腔乾燥症（ドライマウス）

精神科リエゾン診療の立場から

　口腔乾燥症の原因はさまざまだが、精神科リエゾン診療の立場から考察する。

唾液の分泌低下があり、口腔内が乾燥している

①向精神薬による口腔乾燥

　薬剤性の口腔乾燥は降圧薬による場合が多いとされているが、精神科で処方される薬剤（向精神薬）によっても生じる。

原因薬剤

　向精神薬の抗コリン作用によって、脳や身体にあるアセチルコリンの働きが抑えられ、便秘や口渇などを起こす。この作用は三環系・四環系抗うつ薬、抗精神病薬やベンゾジアゼピン系薬剤（抗不安薬、催眠鎮静薬など）、抗痙攣薬や抗パーキンソン病・症候群薬などにある（表❶）。一方、抗うつ薬のなかでセロトニン再取り込み阻害薬（SSRI）やセロトニン・ノルアドレナリン再取り込み阻害薬（SNRI）は、三環系・四環系抗うつ薬と比較して抗コリン作用が著しく減少しているため、口腔乾燥が生じることは少ないといわれている。

対処法

　実際に唾液の分泌量は減少しているが、唾液腺の機能自体は保持されているため、薬剤の減量や中止、あるいは口腔乾燥を起こしにくい薬剤に変更することで唾液の分泌が回復することがある。ただし、薬剤を減量・中止あるいは変更した場合のリスク（精神症状の悪化）を考え、安易に服用を中止させることは避けなければならない。そのため主治医に「口腔乾燥の原因の１つに薬剤が考えられ、薬剤を減量あるいは変更できないか？」と対診し、慎重な対応が必要である。これらを行うことが困難な場合は、口腔粘膜を湿潤させることが重要で、人工唾液（サリベート®）の噴霧や塩酸セビメリン（サリグレン®、エボザック®）、塩酸ピロカルピン（サラジェン®）、アネトールトリチオン（フェルビテン®）、白虎加人参湯、麦門冬湯などの服用が挙げられるが、保険適用外である。また、ゲル用保湿剤（オーラルバランス®）を口に含んでもらったり、保湿用洗口液（オーラルウエット®、絹水®）による含嗽を行ってもらうとよい。

②心身症としての口腔乾燥

　唾液分泌は、中枢神経系からの影響によっても促進・抑制される。そのため、心理社会的ストレッサーの多い状況下では、口腔乾燥が発症・悪化している場合がある。

対処法

　このような場合は、患者にまず自分の性格や行動のパターンとの絡みで症状を自覚してもらう。次に、気づき（認知の問題）と行動も問題を変化させるように働きかける。すなわち、バイオフィードバック法や認知行動療法などを行う。

表❶ 口渇が現われやすい精神科領域の薬剤

薬剤分類
抗精神病薬
抗うつ薬
抗不安薬
抗てんかん薬
抗痙攣薬
抗パーキンソン病／症候群薬

表❷ うつ病による身体症状の出現率上位10

1	睡眠障害
2	疲労・倦怠感
3	食欲不振
4	頭重・頭痛
5	性欲減退
6	便秘・下痢
7	口渇
8	体重減少
9	めまい
10	月経異常

表❸ 不安障害でみられるおもな身体症状

振戦・筋れん縮
背部痛
頭痛
筋緊張
易疲労性
感覚異常
自律神経活動亢進（紅赤・蒼白、心悸亢進、手指冷感、頻脈、発汗、下痢、頻尿、口渇など）

唾液の分泌低下や蒸発がなく、他覚的所見を認めない

精神疾患による口腔乾燥

気分障害である軽度のうつ病やいわゆる仮面うつ病は、気分の症状より身体各所の症状を訴えて、身体科を受診することが少なくない（表❷）。不安障害は交感神経の過度の興奮を共通の特徴とする多様な疾患群である。そのため、精神症状のみならず、うつ病と同様にさまざまな身体症状も現われる（表❸）。また、統合失調症の随伴症状として、心気症などの身体表現性障害でも口腔乾燥感が現われることがある。

対処法

治療としては薬物療法（抗うつ薬、抗不安薬、抗精神病薬や漢方など）、心身医学的療法（簡易精神療法、認知行動療法、リラクゼーション法など）を行う。しかしながら、精神疾患による口腔乾燥（口腔乾燥感）は歯科医師のみでの治療は困難なため、精神科や心療内科への対診や大学病院のリエゾン診療科への紹介などが必要となる。また、他覚的所見を認めなくても、患者の自覚症状を受け入れ、精神科や心療内科への対診や大学病院への紹介を行った後も、本人が希望すれば自分の診療所でも一緒にみていく、といった姿勢が大切である。

（澁谷智明）

【参考文献】

1) 和気裕之, 宮岡 等, 編：歯科医のための心身医学精神医学—症例と基礎知識の整理—. 第1版. p.34-37, 日本歯科評論社, 東京, 1998.
2) 和気裕之：サイコ・デンティストリー；歯科医のための心身医学・精神医学, 第1版, p.131-133, 砂書房, 東京, 2009.
3) 高橋三郎, 大野 裕, 染矢俊幸, 訳：DSM-Ⅳ-TR 精神疾患の分類と診断の手引き. 第8版, 医学書院, 東京, 2008.

顎下腺唾石症

顎下腺唾石症は唾石による唾液の流出障害が原因であり、おもな症状は摂食時の顎下腺部の一過性の急激な痛みや腫脹である。X線写真撮影の際に偶然発見される場合もある。処置は基本的に外科的に唾石の摘出を行う。

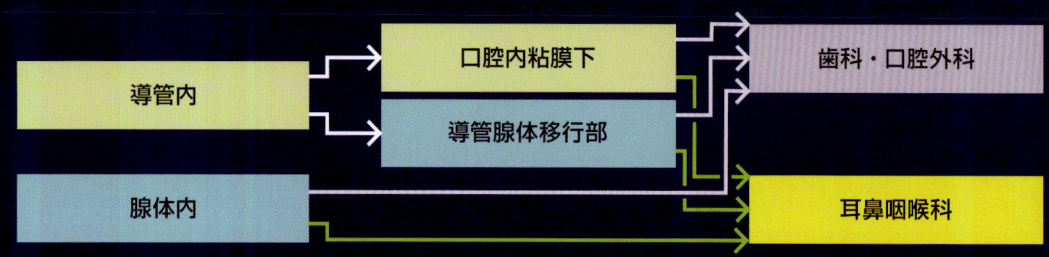

症状・病態
　一般的な症状は食物摂食時の唾液腺の一過性の腫脹(唾腫)や、急激で強い痛み(唾疝痛)である。それらの症状は、導管や腺体の圧の低下で消失することが多い。症状を繰り返すことにより慢性唾液腺炎を経て腺体が線維化するため硬化が起こり、腺体の萎縮が生じる。そのため唾液の分泌機能は低下し症状は一時消失するが、唾液が停滞すると口腔内細菌が導管開口部から導管を逆行性に侵入し、唾石周囲に感染を引き起こす。炎症が続くことにより導管の狭窄が起こり、さらに唾液の流出障害が高度になる。また、化膿すると舌下小丘の導管開口部より膿瘍が認められる。

病因・分類
　唾石は導管内に脱落した上皮や迷入細菌などを核として形成された石灰物である。主成分はリン酸カルシウムあるいは炭酸カルシウムが沈着して形成される。まだ石灰化していない状態のものは、mucous plague または mucoid gel といわれる。いずれにせよ、導管(ワルトン管)内の唾液の流出障害が原因で症状が起こる。唾石症はおよそ8～9割が顎下腺に生じ、ついで約1割が耳下腺にみられる。残りは、舌下腺や小唾液腺に生じる。性差はなく、発症年齢は20～40代によくみられる。顎下腺唾石は、唾石の局在する位置により顎下腺体内にある腺体内唾石とワルトン管内にある導管内唾石、腺管移行部の移行部唾石に分けられる。導管内および腺体移行部に生じることが多く、通常、唾石は1つの場合が多いが複数みられることもある。

検査
①視診：まずワルトン管の開口部を観察し、排膿の有無や炎症の状態を調べる。浅在性のものは、粘膜から透けて黄白色の唾石(図❶)が見えることがある。また、顎下部を押して左右の開口部からの唾液の流出の違いを観察する。
②触診：双指診で顎下部と口腔底を挟み込み、唾石が触知できるかどうかを調べ唾石の位置や大きさを確認する。また顎下腺の左右の硬さの違いや大きさ、圧痛の有無について調べる。
③画像検査：単純X線写真(パノラマ、オクルーザル)にて唾石の位置と大きさ、形態、数を確認する。一般に導管内では棒状、腺体移行部のものは球状に写る。パノラマX線写真で顎骨と重なって判別しにくい場合(図❷)や開口部に近い場合は、オクルーザルを

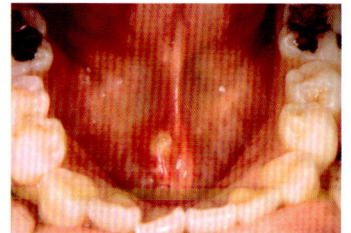

図❶　右舌下小丘のワルトン管開口部より黄白色の唾石が透けて見える

併用すると唾石の位置と大きさが確認できる（図❸）。唾石が後方に位置する場合、X線の照射を後方から斜方向で撮影する。単純X線で判別しにくいようであれば、さらにCTやMRIにて精査を行う（図❹）。

CT撮影では唾石の局在や形態、数、顎下腺の大きさなどがわかる。とくに単純X線写真撮影で複数の不透過像がある場合に、リンパ管腫や血管腫、結核性リンパ節炎の鑑別に有用である。導管の唾液腺造影は、症状が唾石症の症状を示すにもかかわらず、唾石が石灰化しておらず、単純X線写真で唾石の存在がはっきりしない場合に有用である。しかし造影剤により、逆行性に唾石を押し込む危険性があるので注意を要する。ま

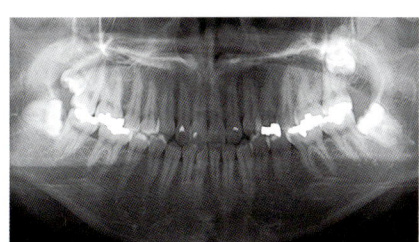

図❷　右側下顎中切歯の歯頸部と重なって、唾石ははっきり写っていない

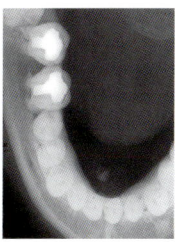

図❸　オクルーザル法にて右側口底部に淡いX線不透過像が観察される

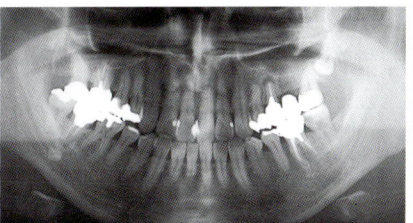

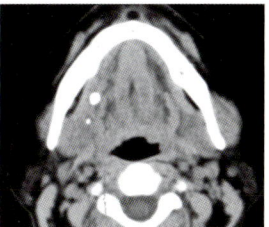

図❹　⑦根尖部下方に、下顎管と重なって類円型のX線不透過像が観察される（左）。CTでは右側の顎下腺体内とワルトン管内にそれぞれ唾石を認める。この症例では、後方に存在した腺体内唾石はパノラマX線写真では検出が困難である

た、炎症の急性期では行うことはできない。X線透視下非観血的唾石摘出術（非観血的にX線透視下で、結石除去用カテーテルにより唾石を把持・摘出する治療法）の術前に、唾石と導管に癒着がないか確認する目的で行う場合もある。MR sialographyでは、造影剤を用いなくても導管内の唾液の貯留状態や導管の拡張、狭窄など幅広い所見が得られる。さらに顎下腺自体の炎症の状態、腫瘍の有無、そして周囲組織との癒着の状態などの質的診断に有用である。

症例

[症例1]　28歳女性。主訴は右舌下部の腫脹。1年前から右舌下部に腫瘤を自覚する。2〜3日前に食事時に自発痛はないが、つっぱり感を覚え、内科に相談したところ口腔外科を紹介された。

右舌下小丘粘膜の発赤が認められ、唾液の流出はほとんどみられなかった。口腔内より黄白色の唾石を触知した（図❶）。消炎のため、抗菌薬を投与した。次回来院時には唾石は自然排出され、粘膜の状態は正常であった。

[症例2]　40歳女性。10日前に急に食事中に右顎下部の痛みを自覚。その後は違和感程度となった。1週間前より首からのどにかけて痛みを覚え、2日前に石が口の中から出て少し痛みは治まった。歯科治療のため近歯科にてパノラマX線写真撮影をしたところ、唾石を指摘されて歯科・口腔外科を紹介された。初診時に右顎下部の圧痛と腫脹が認められた（図❺）。口腔内所見では右舌下小丘より排膿と粘膜の発赤がみられた。処置はまず、抗菌薬と鎮痛薬を投与し、消炎後に全身麻酔下で口外法により顎下腺摘出を行い、腺体内と導管内の唾石を摘出した。

（佐藤　豊）

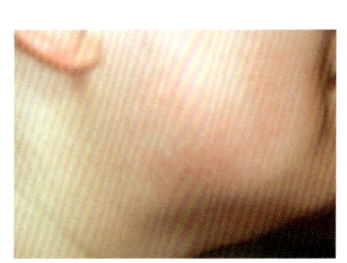

図❺　右顎下腺部の皮膚に発赤と腫脹が認められる

顎下腺唾石症

歯科・口腔外科での治療対応

診断

特徴的な臨床症状から食事との関連について問診すれば、顎下腺唾石症の診断は比較的容易である。視診と触診により唾石の有無を確認し、位置、大きさを精査する。さらに画像検査で唾石の位置や形態を確認する。

治療

基本的な治療は唾石の摘出であるが、症状の程度や経過により摘出する時期や方法を検討する。炎症所見があればただちに抗菌薬を投与し、すみやかに消炎を図る。

摘出法は唾石の存在位置により異なる。摘出するのに迷うようであれば、早めに専門医に紹介する。炎症を繰り返すと導管や腺体周囲と癒着を起こし、摘出が困難になる場合がある。

[口内法による摘出]

視診にて唾石が粘膜から透けて見えるような浅在性のものや、双指診にて唾石が触知可能な導管内唾石と導管腺体移行部唾石の一部について適応となる。しかし、炎症を繰り返し起こしており、周囲との癒着、瘢痕などで唾石の摘出が困難と予想される場合は、口外法による顎下腺摘出を考慮する。

開口部付近の浅在性のもので比較的小さいものであれば、自然排出することもあるが、基本的に局所麻酔下で外科的に摘出を行う。また、導管内でも移行部付近にある深い唾石は摘出時に舌神経を損傷しないよう、十分に注意して行う。摘出の際には唾石を後方へ押し込まないよう、局所麻酔後にあらかじめ後方部の粘膜を、導管も含め結紮しておくとよい。ただし、舌神経の走行には気をつける。比較的後方の管内唾石の摘出については、唾石の直上で導管の走行に沿って舌下腺を損傷しないよう、舌下ヒダより内側の粘膜を切開し、導管を確認したのちに導管に小切開を加え、唾石を摘出する。摘出後、生理食塩水でよく洗浄を行う。通常、縫合はいらないが、出血するようなら粘膜を一部縫合し、術後唾液が粘膜下に貯留しないように細いドレーンを挿入してもよい。

[口外法による摘出]

唾石の位置が深く唾石の触知が困難である場合や、導管腺体移行部付近で何度か炎症を繰り返し剝離が難しいと予想される場合や、腺体内唾石の場合（p.31 図❹右）は、入院して全身麻酔下で皮膚切開を行い、口腔外より唾石を含めて顎下腺ごと摘出する。

（佐藤　豊）

耳鼻咽喉科での治療対応

治療

耳鼻咽喉科での対応として、導管内、導管腺体移行部、腺体内の3分類について述べる。

顎下腺導管内唾石

導管内唾石では自然排石する場合もあるが、保存的加療によって改善がみられない際は手術による摘出を行う。

画像検査で唾石が導管内にみられ、双手診によって口腔底から触知できれば、口腔アプローチによる摘出が可能である。手術は通常は局所麻酔下にて行われ、唾石部直上の粘膜を切開して唾石を摘出する。この際、開口部付近の操作では問題とならないが、後方では舌神経がワルトン管と近接しているため（図❻）、手術操作で神経を損傷しないように注意を要する。口腔内からのアプローチで摘出困難な場合は、後述する顎下腺全摘に移行する可能性を術前に伝えておく。

導管腺体移行部・腺体内唾石

導管腺体移行部あるいは腺体内に唾石が存在する場合、口腔からの摘出は困難であるため頸部外切開による顎下腺全摘を行う。手術は通常は全身麻酔下にて行われ、創部にドレーンを留置するため、4～7日間程度の入院を要する。おもな危険性として顔面神経下顎縁枝の損傷、舌神経の損傷、術後出血などが挙げられる。とくに、長期にわたって顎下腺の炎症を繰り返していた症例では、周囲組織との癒着がみられるため、手術による副損傷の危険性はより高くなる。また、顎下部の術後出血では気道狭窄の危険性もあるため、術前に十分な説明を行っておく必要がある。

新たな治療法

近年、唾石症の新たな治療法として、内視鏡を用いた摘出（Sialendoscopy）が国内でも報告されるようになった（図❼）。内視鏡は外径0.75～1.6 mmまでの数種類があり、唾石摘出に用いるワイヤーバスケットや把持鉗子、また、結石を破砕するためのレーザー用グラスファイバーを挿入するチャンネルを備えたものもある。操作性に関してはSemi-rigidといわれる軽度の撓性を有しており、導管からおおよそ第3分岐部までの観察が可能で、5 mm程度までの唾石であれば摘出可能である。術後は開口部の瘢痕性狭窄を予防するため、留置針の外套などを数日間挿入しておく。

（高橋直人／喜多村　健）

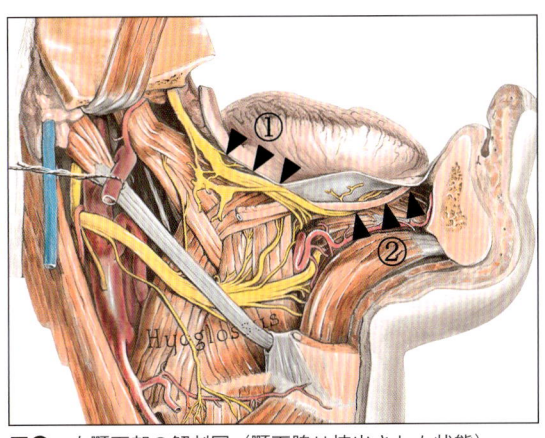

図❻　右顎下部の解剖図（顎下腺は摘出された状態）
①舌神経　②ワルトン管（舌神経は上外側からワルトン管をくぐるように走行し、舌尖へと至る

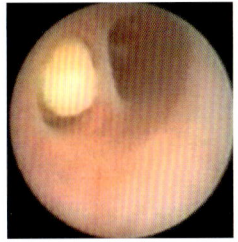
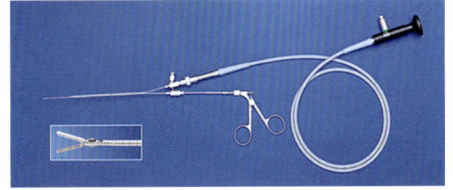

図❼　Sialendoscopy。内視鏡による唾石の観察（上）と内視鏡および鉗子類（下）

摂食・嚥下機能障害

摂食・嚥下障害およびリハビリテーションは、耳鼻科・消化器科・神経科・リハビリテーション科など多岐の領域にまたがり、チームアプローチが必要となるが、近年の高齢社会と在宅医療の発達により、歯科においてもこのような障害をもつ患者と接する機会が増えてきており、注目される分野の1つとなっている。

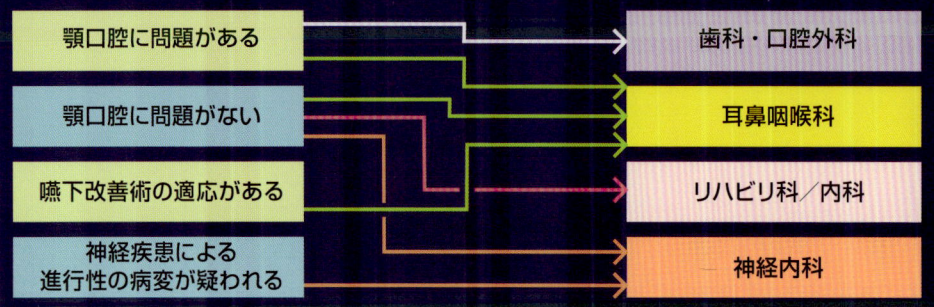

症状・病態

自覚症状 食事中にむせる、痰が多い、熱が出る、慢性的な微熱など。

他覚所見 急な体重の減少、食欲の低下、発語が少なくなり普段より元気がなくなる。

病因・分類

病因 摂食・嚥下障害の原因となる基礎疾患には下記のようなものが挙げられる。

筋神経系の疾患：
①脳血管障害（脳梗塞、脳出血など）　②変性疾患（ALS〔筋萎縮性側索硬化症〕、パーキンソン病など）　③炎症（多発性硬化症など）　④頭部外傷　⑤末梢神経障害（末梢神経麻痺、ニューロパチーなど）　⑥重症筋無力症、筋ジストロフィーなど

解剖学的異常：
①口腔咽頭食道病変、奇形など　②口腔腫瘍術後　③その他：加齢による形態・生理的変化、動態の変化、薬剤の影響

　摂食・嚥下とは食べ物を食べ物として認知し、口腔、咽頭、食道を経て胃に到達するまでのすべての過程を指し、この一連の動作は5つの期に分けられる（図❶）。

- 先行期（認知期）：食べ物の性質（硬さ、味、温度など）を判断して、どれくらいの量をどれくらいのペースで食べるかを決定する。
- 準備期（咀嚼期）：口中に取り込まれた食べ物を咀嚼して唾液と混ぜ合わせ、食塊を形成する。
- 口腔期：舌を口蓋に押しつけることにより、食塊を口腔から後方の咽頭へ送り込む。

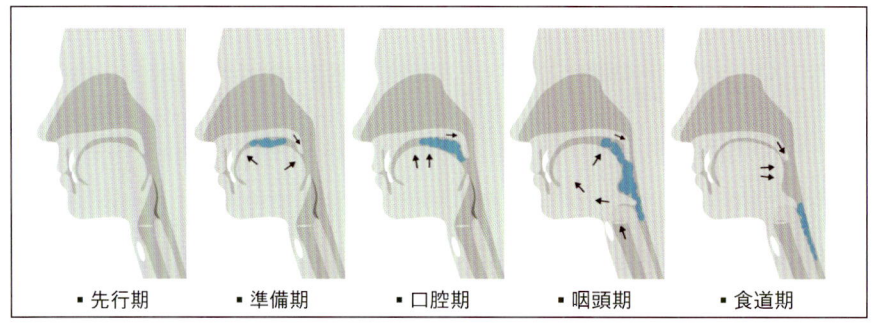

図❶　食物が口から食道に到達するまでの過程

- 咽頭期：食塊を咽頭から食道へ運ぶ（嚥下反射）。
- 食道期：食道入口部を通過して食塊が食道から胃へと運ばれる。

検査

スクリーニングテスト

- 反復唾液嚥下テスト（RSST）：30秒間に嚥下動作が3回未満であれば誤嚥を疑う。
- 改訂水飲みテスト（MWST）：少量の冷水を口底に注ぎ、嚥下させて臨床的にスコアをつける方法。
- 食物テスト（FT）：プリン茶さじ一杯を舌背前部に置き、嚥下させて臨床的にスコアをつける方法。
- 咳テスト：不顕性誤嚥のスクリーニングテスト。クエン酸を吸入させて、咳反射を判断する。

画像検査　嚥下造影（VF）：X線透視下で造影剤を飲み込んでもらい、口腔・咽頭・食道の動きを幅広く観察・評価できる方法だが、大きな施設でなければ実施できず、少なからず被曝がある。ビデオ内視鏡検査（VE）：嚥下反射中に視野が失われるが、唾液や痰が観察でき、実際の食事を用いてベッドサイドや在宅での検査が可能であり、被曝がないのが利点である。

血液検査・バイタルサインなど　誤嚥性肺炎を引き起こしている場合は、[体温↑]、[白血球数↑]、[CRP↑]がみられる。

症例

78歳男性。原疾患は左大脳半球脳梗塞で初診時の栄養摂取方法はNGチューブで経口摂取禁であった。意識レベルが改善し、ADL的には右側片麻痺により中等度の介助で杖歩行が可能なレベルであり、神経学的所見としては運動性失語と見当識障害、軽度の右側顔面神経麻痺が認められた。運動性失語はあるものの、発声自体は良好で、気息性嗄声、湿性嗄声は認められず、チームアプローチにて嚥下機能検査および訓練を行った。

RSSTは0回と不良であったが、MWSTは良好、FTは口から送り込むことができず不良、咳テストの反応は良好であった。ゼリーの嚥下を指示したが嚥下失行的な症状によりうなずくのみで送り込めなかった。しかし、咽頭に流入した食塊に対する反応は良好で誤嚥は認められなかった。とろみつき水分（コップ）の自己摂取では、嚥下を指示された場合よりはスムーズに送り込むことが可能で、誤嚥は認められなかった。

総合的に判断して嚥下失行的な症状がみられるが、誤嚥のリスクは著しく高くはないため、監視下で嚥下後発声しながらとろみつき水分をコップより摂取する練習を開始した。1週間ムセや発熱が認められなかった。ただし、軟飯レベルでは咀嚼がうまくできなかった。段階的に訓練を進め、極刻みあんかけ食（水分はとろみつき）にて3食経口摂取が可能となり退院した。

（中久木康一／戸原　玄）

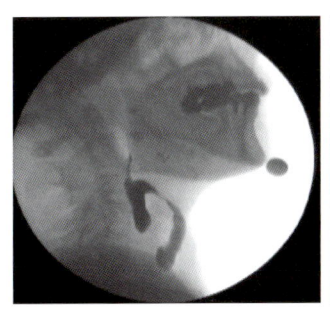

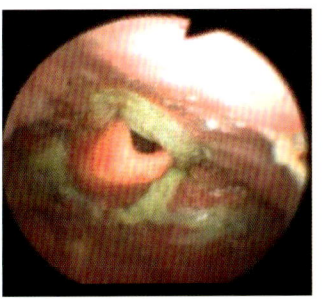

図❷　VFで観察された誤嚥（左）と、VE誤嚥後の咽頭残留（右）

摂食・嚥下機能障害

歯科・口腔外科での治療対応

摂食訓練

　摂食・嚥下障害に対する訓練は、大きく間接訓練と直接訓練に分けられる。間接訓練は食べ物を使わない訓練、直接訓練は食べ物を使う訓練のことを指す。直接訓練が開始された場合には、より安全に嚥下させる方法を習得してもらう場合があり、そのような方法を代償的嚥下法という。また、直接訓練の経過がよい場合には段階的に食事のレベルを上げていくことを考えるが、そのような訓練の進め方を段階的摂食訓練という。

間接訓練　頸部挙上訓練、ハフィング、ブローイング、Pushing Exercise、バルーン拡張術など。
直接訓練に用いる代償法　食形態、とろみづけ、一口量、体位、頸部回旋、息ごらえ嚥下、嚥下後の咳など。

顎・口腔の形態に問題がある場合

　舌運動の麻痺や舌の欠損により、舌と口蓋の接触が得られないために咽頭へ食塊を送り込むことができない（口腔期の障害）と判断される場合、舌接触補助床（PAP）を作製して対応する場合がある。口腔期に障害を生じた多くの口腔・咽頭腫瘍術後患者に適用があり、PAPを装着することにより、食塊の咽頭への送り込み時間や、咽頭通過時間を短縮するといわれている。

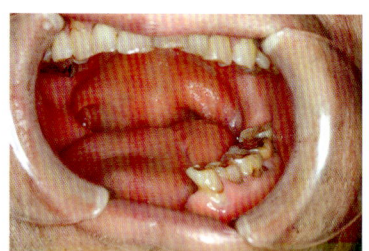

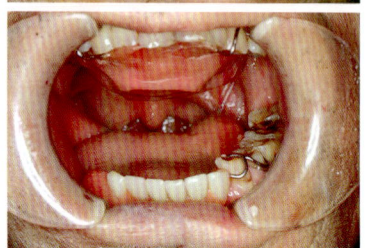

図❸　舌2/3切除症例における下顎義歯およびPAP装着前後の口腔

チームアプローチ

　このような患者にはリハビリテーション医療的見地からのチームアプローチが必要であり、多職種での連携が不可欠である。ここで大切なのは、摂食・嚥下リハビリテーションに関連するすべての職種がそろわないとチームアプローチが成功しないという考え方ではなく、職種が足りない場合には相互補完的にチームアプローチを行うという考え方である。そのようなチームの形態を Trans-disciplinary team という。また、チームを形成した場合は、対応の階層化を図ることができると効率がよくなるとされ、クリニカルパスの導入なども重要である。

（中久木康一／戸原　玄）

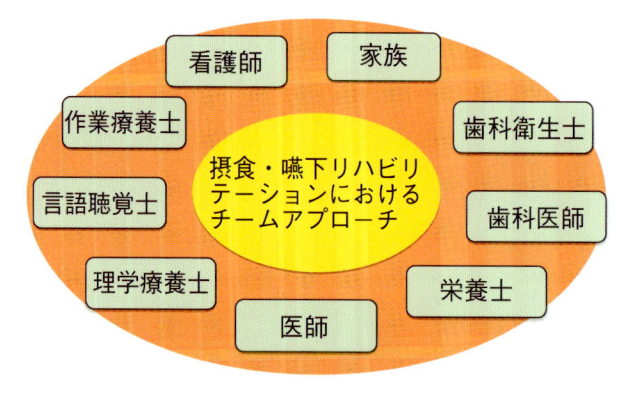

図❹　摂食・嚥下リハビリテーションにおけるチームアプローチ

耳鼻咽喉科（外科的治療）での治療対応

嚥下障害の診療は、前述のように嚥下機能評価の各種検査を十分に行い、各々の嚥下障害が、一連の嚥下運動のどこが障害されることに起因するものかを的確に評価し、治療法を決定することが重要である。長期にわたる十分なリハビリテーションでも改善しない嚥下障害や誤嚥性肺炎を反復する症例は、主治医・リハビリ担当医らと十分に協議したうえで外科的治療が選択されることがある。嚥下障害に対しての外科的治療は、呼吸や発声といった生理的な喉頭機能を温存しながら嚥下機能を再建する嚥下機能改善手術と、喉頭のもつ生理機能（おもに構音機能）を犠牲としてでも誤嚥を防止し可能な限りの経口摂取を促す誤嚥防止手術の2つに区分して考えられる。一連の嚥下運動のなかで、おもに咽頭期障害型の誤嚥に対して耳鼻咽喉科でそれぞれの手術を施行する際の適応を表❶に示す。

表❶ 嚥下障害における外科的治療の適応

嚥下機能改善手術の適応
・口腔期嚥下はある程度保たれており、咽頭期嚥下の障害が顕著であるが、意識障害などを認めず、術後のリハビリテーションにおける指示に従える。 ・誤嚥した場合に、むせ込むことができ、自己排痰が可能である。

誤嚥防止手術の適応
・自発的な唾液の処理が困難で、絶えず唾液などの不顕性誤嚥をきたしている。 ・構音機能がすでに廃絶しているか、疾患の進行などにより、今後人工呼吸器の装着が必要となる見込みのケース。

病態と治療

嚥下機能改善手術療法の詳細については、嚥下障害を3つの型に分け、機序ごとに表❷に、また誤嚥防止手術を表❸に示す。

（和佐野有紀／喜多村　健）

表❷ 嚥下障害の機序と手術療法

誤嚥のタイプ	病態	治療
A. 喉頭挙上期型誤嚥	・咽頭期嚥下の惹起遅延。喉頭挙上不全・遅延などにより、喉頭閉鎖の不十分な状態で食塊が下咽頭を通過することに起因する（延髄上の障害に多い）	①喉頭挙上の強化⇒喉頭挙上術：不足する挙上を補うために舌骨を下顎骨へ、あるいは甲状軟骨を舌骨へ牽引する術式。舌根部の圧迫による喉頭閉鎖と二次的な食道入口部の拡大をもたらす ②喉頭閉鎖の強化⇒声帯内方移動術（声帯内注入術／甲状軟骨形成術Ⅰ型）：声帯の可動性の回復の困難な喉頭麻痺などによる声門の閉鎖不全を補助する
B. 喉頭下降期型誤嚥	・咽頭期嚥下の停留型障害。咽頭内に残留した食塊が、下降しながら開いている声門に流入することに起因する（下位脳幹障害に多い）	①食道入口部抵抗の減弱化⇒輪状咽頭筋切断術：上部食道括約筋である輪状咽頭筋を切断することにより、食道入口部を定常的に弛緩させる ②喉頭内圧を高めやすくする⇒咽頭弁形成術、咽頭縫縮術：鼻咽腔閉鎖不全の改善により、嚥下圧の向上が期待できる
C. 混合型誤嚥	・喉頭挙上期型誤嚥と、喉頭下降期型誤嚥の合併	■ A、Bにおける術式の組み合わせ

表❸ 誤嚥防止手術

A. 解剖学的に喉頭を温存（可逆的：リリース手術可能）
・気管切開術＋カフ付きカニューレ装用 ・声門閉鎖術 ・気管食道分離術／喉頭気管分離術；食塊の通路を気道から分離することにより、誤嚥を防止

B. 喉頭全摘出術（非可逆的：音声機能の永久的脱失を伴う）
喉頭を全摘出することにより、口腔内から気管への交通を完全に遮断する。術式としては定型的であるが、非可逆的な喉頭機能の喪失を伴うため、慎重な適応決定が求められる

睡眠時無呼吸症候群

閉塞性睡眠時無呼吸症候群[1,2]の治療として、外科的侵襲を避け即効性がある治療法としてCPAP（continuous positive airway pressure：持続気道陽圧）と、口腔内装置が挙げられる。口腔内装置の適応[1]の際には、耳鼻咽喉科・睡眠専門家・歯科との連携が重要である。

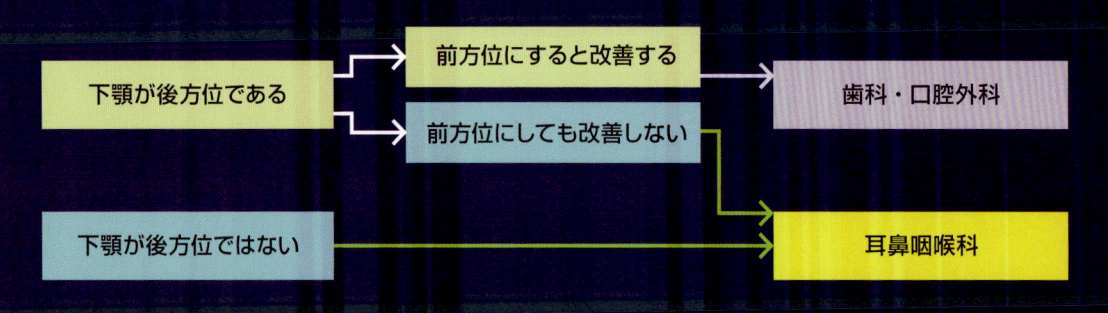

```
下顎が後方位である ─┬→ 前方位にすると改善する  →  歯科・口腔外科
                    └→ 前方位にしても改善しない ┐
下顎が後方位ではない ───────────────────────────→ 耳鼻咽喉科
```

症状・病態

睡眠時にいびきをかきながら、息苦しそうな呼吸をしたり、一時的に呼吸が止まったり、突然目を覚ましたりする。重症になると、睡眠時に上気道が塞がって窒息状態を繰り返すため、日中に居眠りを生じるようになる。血液中の酸素量が減少するため、脈拍・血圧にも影響し、心・肺機能の低下を招くこともある。

病因・分類

①閉塞型
閉塞性睡眠時無呼吸症候群（obstructive sleep apnea syndrome：OSAS）は、のどや上気道が塞がることによって生じる。肥満の人は首や喉の周辺部に脂肪が付いているため、上気道が狭くなりやすいとされている。また、下顎が小さい人も上気道が狭くなる場合がある。

②中枢型
呼吸を司る脳の部分（脳幹）の働きに異常が生じることが原因で睡眠時無呼吸になるタイプである。肥満との関連はないとされている。

③混合型
閉塞型と中枢型の両方の特徴をもつ。ケースとしては稀である。

検査

睡眠時無呼吸症候群（sleep apnea syndrome：SAS）の診断は、睡眠ポリグラフ検査（PSG：polysomnography：ポリソムノグラフィ；図❶）の結果が不可欠である。

PSGの検査項目は、脳波・心電図・血中酸素飽和度・眼球の動き・鼻と口の気流・筋肉の動き・体位・いびきの音量である。検査結果より無呼吸低呼吸指数（apnea hypopnea index：AHI）を用いて睡眠時の一時間当たりの無呼吸と低呼吸の平均回数を表わす。無呼吸は睡眠中に10秒以上換気が停止することで、換気が50％以下に低下すると低呼吸となる。SASの重症度をAHIにて判定する。

AHIの判定
- 5〜15：軽度
- 16〜30：中等度
- 30以上：重症

閉塞性睡眠時無呼吸症候群の軽度から中等度、またはCPAPから脱落した症例において口腔内装置（oral appliance：OA：図❷）の適応とされているが、AHIで重症であってもOAが有効である症例が存在する[3]。

Cephalometry（側方頭部X線規格写真検査）は、骨格や気道、舌の大きさなどを評価するのに使われる。CephalometryによるOAの効果予測[4,5]としては、①軟口蓋が短く、軟口蓋と咽頭後壁の間の距離が大きい、②下顎下縁平面と舌骨との距離が短い、③ANBが大きい、SNBが小さいとOAの効果が高いとされている。しかし、二次元での評価になるので、CT、MRI検査で三次元的に評価することもある。また、内視鏡検査では鼻咽腔、中・下咽腔の閉塞の様子を確認することができるので、被曝させることなく立体的に観察できることが利点である。

（黒原一人）

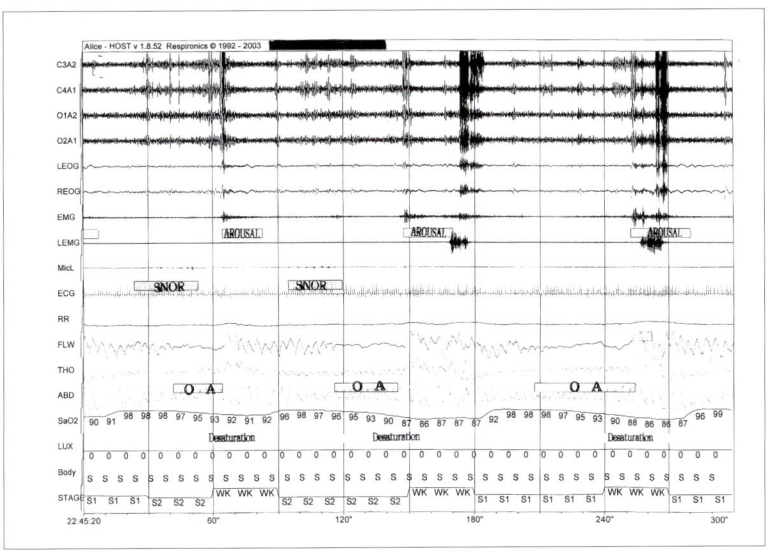

図❶　PSG検査の結果の一例。いびきに続いて20～40秒間の無呼吸状態があり、それに伴ってSpO2が低下した状態が、最大で1分程度続く状態を繰り返していることがわかる（SpO2の最低値は86）

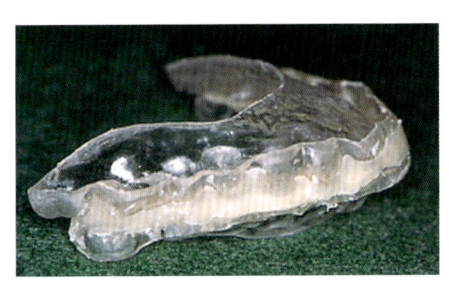

図❷　一体型のOA。材料や形状にはバリエーションがある（甲府市立病院歯科口腔外科の藤井英治先生のご厚意による）

睡眠時無呼吸症候群

歯科・口腔外科での治療対応

治療

OA（oral appliance：口腔内装置）による治療

　OSASの治療に対するOA治療が、2004年4月よりわが国で健康保険適応になった。OAによる治療は、一般医療施設または睡眠医療専門施設から歯科・口腔外科への紹介が必要である。その際、OA治療の目的・目標、OSAS診断法と検査データ、症状、現病歴、既往歴、合併症について確認する必要がある。紹介状を持たずに歯科・口腔外科に受診された場合は、最初にSASの診断を受ける必要がある旨を患者に説明し、歯科・口腔外科からSASの検査・診断ができる耳鼻咽喉科・睡眠医療施設に、SAS診断・検査を目的に紹介を行わなければならない。

OA治療の適否

　OAにはいくつかの種類があるが[6]、よく行われるのは、下顎を前方位に維持するための装置を使用する治療である（図❶〜❸）。

　OA治療は歯と顎骨を固定源にしているので、口腔内の状態が無歯顎であったり、重度の歯周病、重度の歯列不整、顎関節障害を有していると、OA治療の適応が困難となる。また、口腔内装置時に疼痛や違和感が強く、装着困難な症例もある。

治療の実際

　歯科・口腔外科初診時は、一般的な問診・口腔内診査、OA治療の概要と副作用について説明したうえで、パノラマX線写真・頭部X線規格写真の撮影、印象採得を行い、OA治療の適否について評価を行う。通常2回目受診時に、口腔内装置作製のための印象採得を行い、3回目受診時に装置の試適、下顎位置の決定をして上下顎装置を仮固定する。4回目受診時に装着時の違和感・疼痛の有無を確認し、問題がなければ上下顎装置を本固定する。

　OAの使用に慣れてきた頃に、再度SASの検査を受けてOAの治療効果の評価をすることが大切である。OAの治療効果が得られていることを確認したら、数ヵ月ごとに経過観察を行う。経過観察では、顎関節症状、歯の動揺、前歯の歯軸傾斜の変化、臼歯部の開咬、歯肉の腫脹・発赤、咬合位の変化、口腔乾燥症状などの有無を確認し、OAの損傷などを確認することが必要である。

顎矯正手術

　顎顔面形態異常がOSASの主因であると診断された場合には、下顎あるいは上下顎の前方移動術を施行することもある[7]。咬合が不整である場合には、術前・術後の矯正治療が必要となる。これは、矯正治療も含めると、時間と経費がかかる治療法ではあるものの、根治的な効果が見込まれる。

（黒原一人）

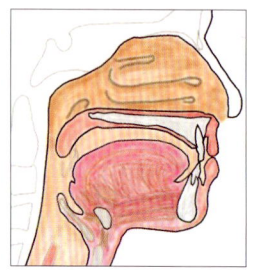

図❶　OSASの患者さんの場合、喉や上気道の狭窄・閉塞が起こる

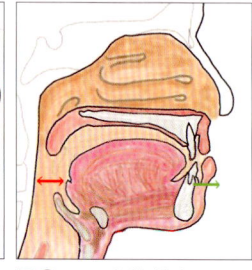

図❷　OAを装着することで、下顎・舌を前方に移動させて（緑矢印参照）、喉の気道の拡大（赤矢印参照）を図る

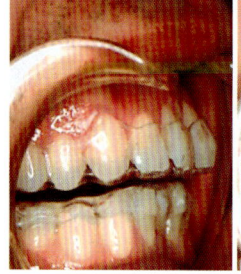

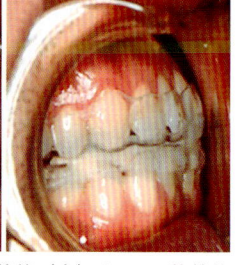

図❸　OA装着前の咬合状態（左）と、OA装着後の咬合状態（右）。前頁図❶に示したOAを使用。上顎前歯に対して下顎前歯が前方の位置に誘導されている（甲府市立病院歯科口腔外科の藤井英治先生のご厚意による）

耳鼻咽喉科での治療対応

睡眠時無呼吸症候群のタイプと対処法

　睡眠時の呼吸障害の形成には肥満、扁桃肥大、小下顎、鼻疾患などさまざまな要因があり、それぞれの症例において単独または複合して病態を形成している。治療の際には、それぞれの病態を把握し、正確な閉塞部位診断とそれに適応する手術法の選択が重要であり、単独または複数組み合わせて選択する。部位診断には薬物睡眠下内視鏡検査や薬物睡眠下 dynamic MRI 検査を用い、鼻腔型、軟口蓋前後型、軟口蓋全周型、口蓋扁桃型、舌根型およびその複合型に分類する。

鼻腔型　鼻疾患は上気道の狭窄の原因となるだけでなく、NCPAP療法を行ううえでも重要である。鼻腔通気度検査により鼻腔抵抗値が大きく、形態異常がある症例では、鼻中隔矯正術や下鼻甲介切除術を考慮する。アレルギー性鼻炎に対しては、下鼻甲介切除術もしくはCO_2レーザーやアルゴンプラズマ焼灼術を、慢性副鼻腔炎については鼻茸切除術、鼻副鼻腔手術も鼻閉を改善するために行われる。

軟口蓋前後型　とくに扁桃肥大を伴い、軟口蓋長が長い場合に、口蓋垂軟口蓋咽頭形成術（UPPP：uvlopalatopharyngoplasty：図❶）がよい適応とされている。最近では術後の軟口蓋瘢痕拘縮予防のため、口蓋垂の手術操作を行わない palatopharyngoplasty（PPP）が行われることも多い。

　また AHI（apnea hypopnea index）が比較的高い場合に UPPP の効果は高い。正しく手術症例を選択した場合の有効率は75％といわれている。AHI が比較的低い場合には高周波治療は安全性が高く、患者にとっても負担の少ない治療であるが、長期成績に関しては今後の課題である。

軟口蓋全周型　多くの場合、重度の肥満を伴っている。手術成績が不良の傾向があり UPPP の改善率は42％ほどといわれる。NCPAP療法が選択されることが多い。

扁桃型　2度以上の口蓋扁桃肥大および埋没型扁桃により咽頭腔が狭小しているものが分類される。口蓋扁桃摘出術のよい適応であり、成人、小児ともに症状が著明に改善することが多い。小児ではアデノイド肥大も多く、アデノイド切除術も施行される。

舌根型　舌扁桃により喉頭蓋が圧迫され気道が狭小している例が分類される。睡眠時の舌根沈下が問題となるため、覚醒時には確認できないことがある。舌扁桃切除術やレーザー舌根正中部切除術が適応となる。レーザー舌根正中部切除術は、舌根部中央を楔状に切除し気道を確保するものであり、舌扁桃が全体に肥大し、広く咽頭後壁に張り出す場合には不十分であり、舌扁桃切除術が推奨される。レーザーを使用しない場合には出血が多量となる恐れがある。

その他　中枢性睡眠時無呼吸症候群や NCPAP 使用が困難な高度肥満例には、気管切開を必要とすることも稀に存在する。

（山口　恵／喜多村　健）

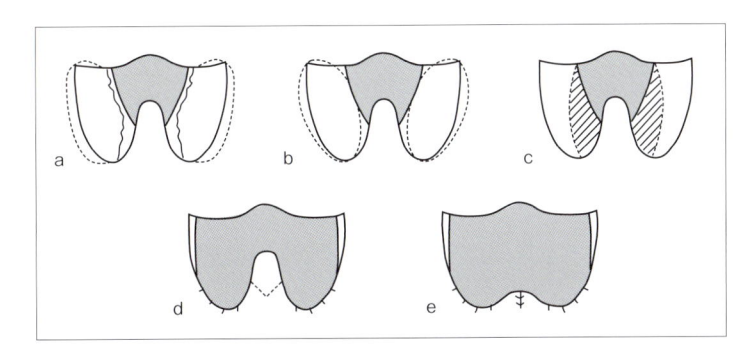

図❶　UPPP の術式（西村忠郎：OSAS 診断と治療のコツ．耳鼻咽喉科　頭頸部外科診療のコツと落とし穴　③喉頭，咽頭疾患．p.187，中山書店，2006．より引用）

口臭症

口臭症は、①真性口臭症　②仮性口臭症　③口臭恐怖症に分類される。①は口腔由来の病的口臭が大半で、歯科的アプローチで改善が期待できる。全身由来の病的口臭や②③の場合は、医科と連携し対応する。

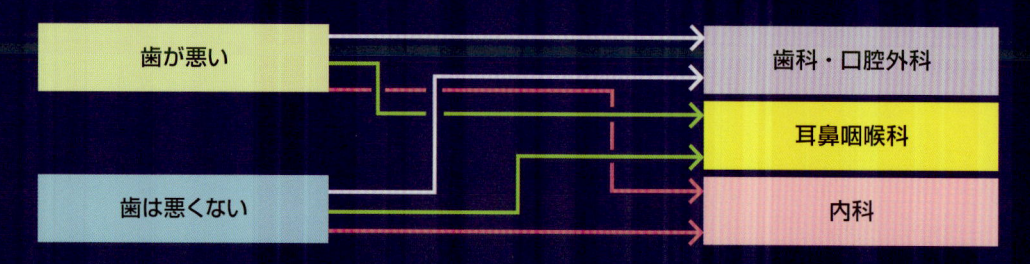

症状・病態

自覚症状　自分の息が臭い、臭い気がする（起床時、会話時）。

他覚所見　呼気から臭いが感じられる。会話中に相手から息が臭いと指摘された。

病因・分類

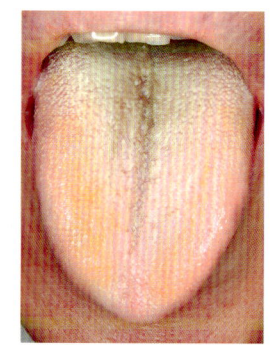

表❶に口臭症の国際分類を示す。幅広い年齢層で訴えがあるが、40～50代がもっとも多い。

真性口臭症　生理的口臭と病的口臭に分けられる。生理的口臭は起床時、空腹時、緊張時、月経時などに認められるもので、飲食後や歯磨きなどで容易に解消する。病的口臭の原因は、8～9割が口腔由来のものである。口腔以外の場合、副鼻腔炎や咽頭腫瘍など耳鼻咽喉領域の疾患や肺の疾患に関連することが多い。

仮性口臭症・口臭恐怖症（心因性口臭症）　社会的容認限度を超えるような口臭は認められないものの、「口臭がある」と本人が思い込んでいるもの。周囲の人に口臭を指摘されたり、その態度（手を口に当てて話す、会話中に横を向くなど）がきっかけであることが多い。

口臭の原因物質　口臭のおもな原因物質は、硫化水素、メチルメルカプタン、ジメチルサルファイドなどの揮発性硫黄物（VSC）である。VSCは口腔内の嫌気性菌が唾液、血液、剥離上皮細胞、食物残渣などの含硫アミノ酸を分解することで産生される。これ以外にもアミン類、脂肪酸、インドールなども口臭の原因となりうる。

口腔由来の口臭の原因　VSC産生には口腔清掃不良によるプラークや舌苔（図❶）量の増加がもっとも影響する。唾液分泌量の減少は口腔内細菌量の増加につながるため、分泌量低下に関係する基礎疾患（糖尿病、シェーグレン症候群、甲状腺機能亢進／低下症など）の存在や薬剤（精神治療薬、血圧降下薬、利尿薬など）の服用も口臭のリスク因子となる。また、舌苔量の増加には、舌の運動機能低下、消化器疾患、免疫疾患、脱水、抗がん薬・ステロイド・抗菌薬の使用などが影響するといわれている。

検査

官能検査　測定者が患者の呼気を30cm以下の一定距離で直接嗅ぐか、呼気をビニール袋などに溜めてもらい、別室でこれを嗅ぐ方法が簡便である。直接嗅ぐ場合、息をとめ口を単に開けただけの状態、口から息を吐

図❶　口臭の原因となる舌苔

表❶ 口臭症の国際分類（参考文献1）より引用改変）

Ⅰ 真性口臭症
社会的容認限度を超える明らかな口臭が認められるもの
1）生理的口臭　器質的変化や原因疾患がないもの（臭いの強い食物やアルコールの摂取による一過性のものは除く）
2）病的口臭
①口腔由来：口腔の現疾患、器質的変化、機能低下などによる口臭
②全身由来：耳鼻咽喉・呼吸器疾患など
Ⅱ 仮性口臭症
患者は口臭を訴えるが、社会的容認限度を超える口臭は認められず、検査結果などの説明（心身医学療法）による訴えの改善が期待できるもの
Ⅲ 口臭恐怖症
真性口臭症、仮性口臭症に対する治療では訴えの改善が期待できないもの

表❷ 口臭症の判定表

スコア	判定基準
0：臭いなし	嗅覚閾値以上の臭いを感知しない
1：非常に軽度	嗅覚閾値以上の臭いを感知するが、悪臭と認識できない
2：軽度	かろうじて悪臭と認識できる
3：中等度	悪臭と容易に判定できる
4：強度	我慢できる強い悪臭
5：非常に強い	我慢できない強烈な悪臭

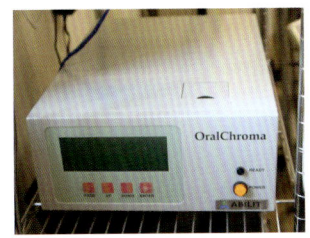

図❷ 口臭測定器

く、口を閉じた状態で鼻から息を吐く、の3通りを調べる。口腔から臭う場合は口腔内の病因を、鼻からの呼気が臭う場合は鼻腔や副鼻腔の病因を疑う。また、鼻と口腔から類似した悪臭が認められる場合は、全身性の病因を疑う。判定（表❷）は複数の検査者で行うのが望ましい。

<mark>口臭原因物資の測定</mark>　ガスクロマトグラフィーや口臭測定器（図❷）を用いて呼気中の口臭原因物質量の測定を行う。測定器にもよるが、VSC濃度が200ppb以上が臨床上の真性口臭症の目安と考えられる。

　口臭は口腔活動に影響を受け日内変動するため、日を改めて複数回検査を行う。検査24時間前はニンニクなど臭いの強い食物やアルコールの摂取は避けるよう指示し、当日は起床後、飲食・洗口・喫煙・歯磨きなどさせずに来院させ、検査するのが理想的である。

<mark>その他</mark>　簡易心理テスト（心因性の口臭が疑われる場合；CMI調査表、SDSなど）、唾液量の測定など。

症例

　50代女性（図❸）。下顎前歯の動揺が主訴で来院。高度のプラークや歯石沈着のほか、会話時に強い口臭が認められたが、口臭に対する本人の自覚はなかった。VSC測定では硫化水素958ppb、メチルメルカプタン542ppbであった。セルフプラークコントロールを徹底させるとともに歯周基本治療を行ったところ改善がみられた。

（竹内康雄）

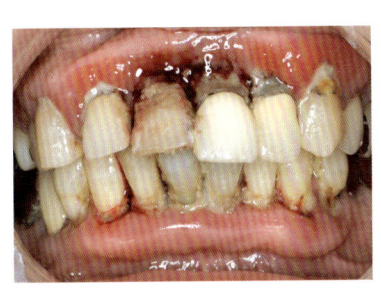

図❸ 歯の動揺を主訴に来院したが、自身では口臭に気づいていなかった

口臭症

歯科・口腔外科 での治療対応

口臭が認められる場合（真性口臭症）

　問診で全身疾患の既往がなく、口腔内に歯周病や重度のう蝕、重度の舌苔形成が認められない場合、生理的口臭を疑う。患者には原因や生活習慣上の注意点を説明し、必要に応じて口腔清掃指導やプロフェッショナルトゥースケア（PTC）を行う。また、口臭測定値の変化を調べ、測定値に変化がない場合は、再度、口腔乾燥症や全身由来の病的口臭の可能性を考える。

　口臭の原因と思われる基礎疾患が問診で明らかであるか、医師が直接患者の呼気の臭いをかぐ官能的測定法などからそれが疑われる場合には、専門外来を紹介し、検査、治療を進めてもらう。歯科では同時に口腔清掃指導やPTCなどを行う。

　プラーク由来の歯周病や重度のう蝕が認められる場合は、その治療が口臭改善の一番の方法である。PTCとしては、スケーリング・ルートプレーニングとともに、プラーク付着に関与するう蝕や不良修復物の治療、口呼吸など悪習癖への対応を行う。患者には歯ブラシだけでなく、デンタルフロスや歯間ブラシなどの補助用具、洗口液などを活用させ、セルフプラークコントロールを行うよう指導する。

　舌苔に対しては、形成を促進するような基礎疾患の存在や生活習慣があれば、まずその改善を図る。食事のときによく噛む、口の周囲の筋・舌運動をさせるなどして、自浄作用の働きやすい状態をつくる。また、舌清掃も効果的である。専門のブラシ（図❹）を用いて、舌後方部から前方へ搔き出すように数回ストロークさせ、舌苔を取り除くよう指導する。舌清掃は1日1回程度で十分で、過度な清掃は推奨できない。

　義歯使用者では、鉤歯だけでなく、義歯そのものに対する清掃不良に注意する。長期間使用された義歯は細かい傷ができ、それがプラークや食渣の付着を招き、臭いの原因となることがある。義歯用のブラシや専用の入れ歯洗浄剤などを利用し清掃させるとともに、義歯の修正や研磨など必要に応じて行う。

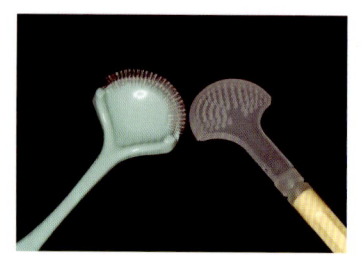

図❹　舌苔除去用の専門のブラシ

口臭が認められない場合（仮性口臭症・口臭恐怖症［心因性口臭症］）

　このような患者の口腔内は一般的にとてもきれいで、歯磨きがきっちり行われていることが多い。その一方で口臭について長い間悩み続け、対人恐怖や社会的不適応を生じていたりする。検査結果を説明する際は、口臭原因物資の測定結果や撮影した口腔内写真を提示するなど、客観的なデータを示すべきである。しかし、「治療が必要なほどの口臭が認められない」という説明や治療方針に納得できず、不満を示されることも多い。したがって、患者の訴えを即座に否定するのではなく、「指摘された当時は臭ったのかもしれない」と可能性を認め、十分に患者の訴えを聞く姿勢を示すことが重要である。また精神療法を基本としたアプローチが求められることもあるため、必要に応じて心療内科や精神科などへ紹介を行い、連携して治療を行わなければならない。

（竹内康雄）

耳鼻咽喉科 での治療対応

　口臭の原因となる疾患は多様であり口腔以外にも原因があり得る。耳鼻咽喉科疾患はその主たるものである。ここではおもに耳鼻咽喉科疾患との関連につき述べていく。

1. 副鼻腔炎

　後鼻漏として流下する嫌気性菌や粘液物質が口臭の原因となる。とくに歯性感染に多い嫌気性菌、真菌感染などは高度の悪臭の原因となる。治療としては抗菌薬、消炎酵素剤投与を行う。局所療法としては上顎洞穿刺洗浄も有用である。歯性上顎洞炎の際は、原因菌に対して早期に適切な歯科治療を進める必要がある。

2. アレルギー性鼻炎

　鼻閉が持続すれば口呼吸、口内乾燥により口腔内浄化作用が低下し、細菌増殖に伴う口臭を発生する。抗ヒスタミン薬の塩酸オロパタジン（アレロック®）、ステロイド点鼻薬のフルチカゾンフランカルボン酸エステル（アラミスト®）等を投与する。血管収縮薬も鼻閉の改善には一時的には有効であるが、連用によりかえって鼻粘膜の浮腫をきたすため注意が必要である。

3. 咽頭炎、扁桃炎

　咽頭炎、扁桃炎が高度になると膿性分泌物などにより口臭が惹起される。抗菌薬投与にて加療を行う。膿瘍形成がある際は、穿刺、切開排膿を行うことで速やかな改善につながる。

4. 鼻・副鼻腔外傷

　鼻腔内タンポンや口腔内の洗浄が十分に行えない際に口臭の原因となる。また、顎間固定も原因となりうる。感染予防、含嗽薬による局所療法を要する。

5. 鼻腔・上咽頭異物

　異物による鼻腔気流障害、局所感染により口臭が発生する。異物が有機物などであれば腐敗により高度な口臭となる。健康な小児で急激に発生した口臭ではまず異物を疑わなければならない。

6. 鼻・副鼻腔腫瘍

　腫瘍の場合、局所感染、出血、壊死、痂皮付着など種々の原因による口臭を発生する。術後の局所貯留、口腔ケアの行えない際にも強い口臭となる。治療装具としてのエピテーゼ、プロテーゼも口臭の原因となりうる。また、放射線治療、化学療法による腫瘍組織の壊死あるいは骨髄炎なども口臭を発生しうる。口腔など局所の清掃、活性炭シートの利用により口臭の緩和を図る。

7. 口腔乾燥

　極度の唾液量低下では口臭原因物質が増加する[2]。また、唾液の性状の変化も口臭を悪化させる原因と考えられている[3]。治療は基本的に対症療法であり口腔内の清掃やうがい、人工唾液により口腔内の湿潤を保つことが重要である。放射線障害あるいはシェーグレン症候群による口腔乾燥の際は、ムスカリン受容体刺激薬による効果が期待できる。

　歯科疾患以外でも口臭を生じることも少なくない。個人のQOL改善に対する要求は、近年上昇しており口臭に対する意識も高まっている。適切な診断、治療が肝要であり、その面から歯科・口腔外科と耳鼻咽喉科との相互連携が重要である。

（田崎彰久／喜多村　健）

口臭症

精神科リエゾン診療の立場から

　臭いは、自分自身の存在を表わすものとして多くの動物が有効に使っている。口臭はすべての人が有しているが、わずかで少し離れることにより拡散してしまうため、通常口臭として自覚することはない。しかし、口腔には多数の常在菌が存在し、さらに唾液の分泌量や性状などが口腔内の環境に大きな影響を与えており、口臭は身体的、精神的な状態により、1日の内でも大きく変動するとされている。また、現代社会では清潔になれているため、生理的な口臭まで悪いことのように考えられる傾向がある。

　口臭は、歯科医師による診査で歯周病や多発性う蝕などの原因が明らかであれば、それに対する処置を行うことで改善され、また、その他の全身性の口臭も責任疾患を発見して治療することで改善が可能である。しかし、口腔内外に口臭の原因が認められず、口臭検査を実施しても正常値であるにもかかわらず口臭を心配して受診する患者が存在する。これらの患者の対応には難渋することが多く、診察する歯科医師自身のストレスになることも少なくない。

心因性口臭症

　口臭を心配して来院する患者の多くが心因性口臭症に属する。これらの患者は執拗に口臭を訴えるが、口腔内の清掃状態は非常に良好であり、歯科的に処置の必要がないことが多い。

　口臭を訴える患者は、3群に分類される。①口臭が存在する患者群（第1群）：心因性口臭症には含まれない。この患者は、口腔領域の原因を除去することで口臭は改善してゆくため、治療は比較的順調に行える。②口臭は認められないにもかかわらず、自分の口臭を心配する患者群（第2群）：この患者は、肉親から口臭を指摘され、それをきっかけとして口臭を気にする場合が多く、関係念慮*)が認められる。また心身症やDSM—IV-TRの不安障害に分類される。③口臭の存在を確証しており、他人が口臭をうわさしている、などと訴える、妄想傾向のある患者群（第3群）。この患者は、面接の時点で、関係妄想**)の存在が疑われ、現実検討が低下している場合が多い。

（なお、上記は、それぞれ前項の真性口臭症、仮性口臭症、口臭恐怖症に該当する）。

第2・3群への対応

　第2群への対応は、親、兄弟から口臭を指摘されたことから、気にするようになった経験をもっていることが多く、長期にわたり人知れず悩んでいる。しかし、社会適応は良好である。また心気的な面が強いため、他人の行動をつねに自分の口臭と結びつけている癖がついており、出勤の電車の中では息を殺していたり、息を止めるようにがんばっていたりしたと訴える場合が多い。しかし、面接中に妄想傾向は認められ

ない。これは、患者が口臭を診察してもらうのだと思うことで、不安が軽減しているためとも考えられる。この群の患者に対しては、面接時に訴えを受容的に傾聴し、治療者が患者の辛さや不安を理解したことを伝える保証が必要である。さらに心身相関について説明を行うことが重要となる。

そのような患者には、「口臭があるのではないかと考える→不安になる→交感神経の緊張→唾液分泌の減少や粘度の上昇→常在菌の増加→口臭の出現」という状態を説明している。このように、心理的なストレスが口腔内の環境を変化させ、口臭の値を増加させるなどの病態についても説明することで患者は納得することが多い。オーラルクロマトグラフィーやハリメーターなどの口臭測定器を用い、口臭の測定を行い客観的な口臭の心配がないことを保証することも一法である。不安などが顕著な場合は、精神科等に紹介する必要が考えられるが、口腔内の状態については歯科医師が責任をもつことを約束することが望ましい。

第3群は、なるべく早く精神科への受診を勧めることが必要である。しかし、精神科受診の勧め方がうまくいかない場合、患者との関係性がこじれてしまうことがある。患者の訴えを受容的に傾聴し、訴えを十分に理解したことを患者に伝えることで、患者が治療者を受け入れてくれることが必要である。不安や抑うつが強ければそれを理由に精神科受診を勧めることがよいであろう。しかし、一方的に治療は終了するのではなく、口腔領域のケアは歯科医師が行うことを保証することが重要である。

精神医学との関係

口臭の有無と精神医学的な要因の有無は、それぞれ検討するべきであり、口臭検査で非生理的な口臭の見つかる第1群の患者に、精神医学的な問題がないことを意味するのではない。第2・3群の患者は精神医学では自己臭症と呼ばれ、身体表現性障害（心気症、醜形障害等）や不安障害（社会不安障害、強迫性障害等）、身体型妄想性障害等に該当するケースが多い。おもな治療は、薬物療法（抗不安薬、抗うつ薬、抗精神病薬等）や認知行動療法等が適応となる。

（小池一喜）

【参考文献】
1) 永井哲夫：口臭に固執する自己臭症の臨床的検討 第1報 口腔外科受診症例の臨床的特徴：精神神経科受診症例との比較. 日歯心身, 13：33-37, 1998.
2) 大森みさき, 他：生理的口臭の日内変動に関する研究, 日本歯周病学会会誌, 42（1）：43-48, 2000.
3) 小池一喜, 他：心理ストレスによる口腔内環境の変化について 第1報 口臭の変化の検討, 日本歯科心身医学会雑誌, 14（2）：165-169, 1999.
4) 篠崎貴弘, 他：心理ストレスによる口腔内環境の変化について（会議録）. 日本歯科心身医学会雑誌, 17（2）：152, 2002.
5) 森松幸子：アセチルコリンとイソプロテレノールによるラット顎下腺腺房細胞からの開口放出. 大阪医科大学雑誌, 57：43-53, 1998.
6) 松尾龍二：唾液腺の機能と機能不全—唾液分泌の中枢制御機構, 日本薬理学雑誌127（4）：261-266, 2006.
7) 小池一喜, 他：心因性口臭について, ENTONI, 108：52-57, 2009.

---

*）関係念慮：他者の言動が自分に関係していると体験する。しばしば被害的な内容（小此木啓吾他編集, 心の臨床家のための必携精神医学ハンドブック, 創元社, 1999）
**）関係妄想：周囲の人の何気ない表情、態度、行動、言語をこれまでとは異なった新たな意味があるように感じ、自己に関係づけ、自己に対する当てこすり、いやがらせ、嘲りなどと感受する（医学大辞典, 南山堂, 1998）
・妄想は、念慮より確信が強く、確信を訂正することが不可能。

参考文献

【上顎洞炎】
1）野間弘康，金子　譲：カラーアトラス抜歯の臨床．医歯薬出版，東京，1991：46-47．
2）上条：口腔解剖学．アナトーム社，東京，1966：208-210．
3）平田　康：抜歯による上顎洞穿孔症例の臨床的検討．口病誌，68（3）：249-253，2001．
4）日本鼻科学会編：副鼻腔炎診療の手引き．金原出版，東京，2007．

【顎関節症】
1）日本顎関節学会編：顎関節症．永末書店，東京，2003．
2）和気裕之：顎関節症患者を取り巻く諸問題への心身医学的な対応．日本口腔顔面痛学会誌，1：27-33，2008．

【味覚障害】
1）池田　稔：味覚異常―その機序と治療―．ENTONI，70：1-7，2006．
2）Goto N, et al：Primary pontine hemorrhage and gustatory disturbance：clinicoanatomic study. Stroke 14（4）：507-511，1983．
3）冨田　寛：味覚の病態：CLIANT21 No.10 感覚器．中山書店，東京，2000：422-434．
4）Ripamonti C, et al：A randomized, controlled clinical trial to evaluate the effects of zinc sulfate on cancer patients with taste alterations caused by head and neck irradiation. Cancer82：1938-1945，1998．

【口腔乾燥症】
1）斎藤一郎，他編：ドライマウスの臨床．医歯薬出版，東京，2007．
2）柿木保明，他編：今日からはじめる口腔乾燥症の臨床．医歯薬出版，東京，2008．
3）切替一郎，野村恭也：新耳鼻咽喉科学．南山堂，2004：459．
4）M.TUCCI,et al：Shogren's syndrome ：an autoimmune disorde with otolaryngological involvement. Acta Otorhinolaryngol Ital. Jun, 25（3）：139-144, 2005．
5）Michael D. Turner：Dry mouth and its effects on the oral health of elderly people, J Am Dent Assoc, 103：15S-20S, 2007．

【顎下腺唾石症】
1）Boffano P, et al：Surgical Treatment of a Giant Sialolith of Wharton Duct. J Craniofac Surg, 21：134-135, 2010．
2）杉本太郎：顎下部腫脹（炎症、唾医師、良性・悪性腫瘍）の診断と治療．MB ENT，89：59-70, 2008．
3）林　達哉：口内法による唾石摘出術．耳喉頭頸，80（5）：155-158, 2008．
4）Nahlieli O, et al：The Ductal Stretching Technique：An Endoscopic -Assisted Technique for Removal of Submandibular Stones. Laryngoscope 117：1031-1035，2007．
5）浜口清海：顎下腺唾石症手術の検討．口咽科，17（3）：297-302, 2005．
6）Francis Marchal：SIALENDOSCOPY-The Encoscopic Approach to Salivary Gland Ductal Pathologies．（KARL STORZ パンフレットより）．

【摂食・嚥下機能障害】
1）鈴木康司，他：嚥下機能改手術．ENT Now．耳鼻咽喉科，処置・手術の副損傷，メジカルビュー社，東京，2003：97-105．
2）楠山敏行，他：嚥下障害の手術．耳鼻咽喉科　頭頸部外科クリニカルトレンド　Part 4，中山書店，東京，2004：257-258．

【睡眠時無呼吸症候群】
1）Epstein LJ et al：Clinical guideline for the evaluation, management and long-term care of obstructive sleep apnea in adults. J clin sleep Med, 5（3）：263-276，2009．
2）Section on Pediatric pulumonology and subcommittee on obstructive sleep apnea syndrome: Clinical Practice Guideline：Diagnosis and Management of Childhood Obstructive Sleep Apnea Syndrome. Pediatrics, 109：704-712, 2002．
3）佐々木康宏，他：口腔内装置の治療効果予測．睡眠医療，3：97-102, 2009．
4）Andrew SL et al：Dental Appliance Treatment for Obstructive Sleep Apnea. Chest, 132：693-699, 2007．
5）Liu Y et al：Cephalometric and physiologic predictor of the efficacy of an adjustable oral appliance for treating for obstructive sleep apnea. Am J Orthod Dentofacial Ortho, 120：639-647, 2001．
6）Hoffstein V：Review of oral appliances for treatment of sleep-disordered breathing. Sleep Breath, 11: 1-22, 2007．
7）石川　均，他：下顎骨延長術で閉塞性睡眠時無呼吸症候が改善した小下顎症の1例．日口外誌，52：366-369, 2006．
8）西村忠郎：OSAS 診断と治療のコツ．耳鼻咽喉科　頭頸部外科診療のコツと落とし穴③喉頭、咽頭疾患，中山書店，東京，2006：187．

【口臭症】
1）宮崎秀夫，他：口臭症分類の試みとその治療必要性．新潟歯誌，29：11-15, 1999．
2）望月高行：訴えの多い病態、口臭症．JOHNS，23（12）：1817-1820, 2007．
3）Koshimune S, Awano S, Gohara K, et al：Low salivary flow and volatile sulfur compounds in mouth air. Oral Surg Oral Med Oral Pathol Oral Radiol Endod, 96（1）：38-41, 2003．
4）Sopapornamorn P, Ueno M, Shinada K, et al：Relationship between total salivary protein content and volatile sulfur compounds levels in malodor patients. Oral Surg Oral Med Oral Pathol Oral Radiol Endod, 103（5）：655-660, 2007．
5）和気裕之：サイコ・デンティストリー　歯科医のための心身医学・精神医学．第1版，砂書房，東京，2009．

歯科で診る？
脳外科・神経内科で診る？

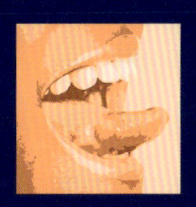

三叉神経痛

三叉神経領域に症状が限局する場合は、口腔内に病変がある、なしにかかわらず、歯科・口腔外科で対応し、症状が他の神経領域を含み、麻痺や機能障害がある場合は脳外科へ紹介する。または、三叉神経領域の痛みのみの場合は歯科・口腔外科に、口腔に病変がない場合は脳外科に紹介してもよい。

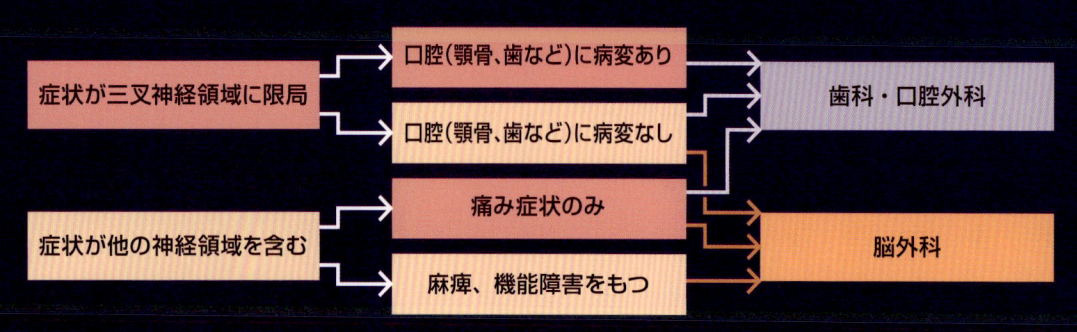

```
症状が三叉神経領域に限局 ─→ 口腔（顎骨、歯など）に病変あり ─→ 歯科・口腔外科
                    ─→ 口腔（顎骨、歯など）に病変なし ─→
症状が他の神経領域を含む  ─→ 痛み症状のみ          ─→ 脳外科
                    ─→ 麻痺、機能障害をもつ      ─→
```

症状・病態

三叉神経の神経分布に沿って数秒から数十秒の発作性の電撃痛が生じる。触れると痛みが生じるトリガーポイントがあり、洗顔や会話、食事、歯磨きなどが誘発となり発症する（表❶、図❶）。長期の症例や静脈との接触症例では、自発痛（鈍痛）を伴う場合もある。

脳腫瘍が原因の場合は、痛みのほかに知覚麻痺、錐体外路徴候、眼球運動障害や聴力障害などの神経徴候を伴う場合が多い。

病因・分類

多くの症例では、頭蓋内小脳橋角部の三叉神経根への血管による圧迫が原因とされる。圧迫血管の大部分は上小脳動脈で、他に前下小脳動脈、脳底動脈、錐体静脈などがある。加齢による動脈硬化で血管の走行が蛇行し、神経を圧迫するために発症すると考えられている。その他、三叉神経を圧迫する病変として、空間占拠病変があり、聴神経鞘腫、髄膜腫などの脳腫瘍があり、腫瘍以外では脳梗塞や動静脈奇形の可能性がある。

検査

下記の検査があるが、痛みのために検査ができない場合もある。

①知覚検査

触診でトリガーポイント、すなわち、軽い刺激や圧迫で痛みを誘発する部位を確認する。脳腫瘍などの空間占拠病変の場合、知覚低下も認められる場合があるので、筆や綿花、探針などを用いた簡易検査のほかに定量的感覚検査を行う（神経麻痺の項を参照）。

②口腔内診査

歯、歯周組織、舌、口腔粘膜などの異常がないことを確認する。

③画像検査

X線撮影（デンタル、パノラマX線写真）、磁気共鳴映像法（MRI）

④血液検査

炎症や感染の有無の確認のほかに、貧血や肝機能異常など異常値の有無を確認する。

症例

［症例1］

17歳の右側三叉神経痛Ⅱ枝の症例。右鼻翼から眼窩下部にかけての重苦しい痛みを主訴に来院

表❶ 三叉神経痛の特徴

①三叉神経の神経分布に沿って痛みが発症する
②電気が走るような、ビリビリ、チクチク、刃物で突き刺されたような、発作性の激しい痛みである
③発作は数秒から数十秒で消失する
④洗顔、会話、食事、開口、ひげそり、歯磨きなどが誘因となり発症する
⑤触れると痛みが誘発するトリガーポイント（トリガーゾーン）がある
⑥発作と発作の間は無症状である
⑦カルバマゼピン（テグレトール®）の内服が効果的であることが多い

（嶋田昌彦：ペインクリニック．歯科麻酔の正しい理解．第1版，P87，2008．一部改変）

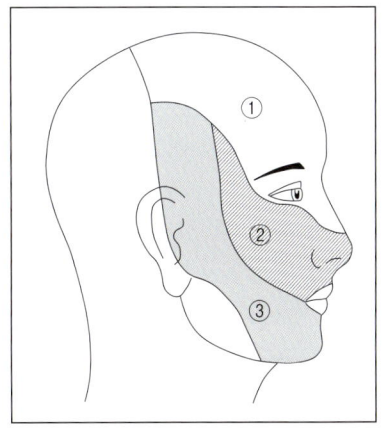

図❶ 三叉神経の顔面支配分節図
①第Ⅰ枝：眼神経
②第Ⅱ枝：上顎神経
③第Ⅲ枝：下顎神経
（嶋田 淳，他：ペインクリニック．歯科麻酔学．第5版，p.527，口腔保健協会，1997.より引用改変）

した。MRI画像で右側三叉神経と上小脳動脈との接触が確認された。口腔内には歯科疾患が認められなかったため、カルバマゼピン（テグレトール®）の服用によりペインコントロールを行った。脳外科を紹介し、神経血管減圧術後、疼痛は消失した。

［症例2］

頭蓋内腫瘍が原因と考えられた67歳の左側三叉神経痛Ⅱ枝の症例。食事、会話等で痛みが誘発された。カルバマゼピン（テグレトール®）に対する薬疹の既往があるためゾニサミド（エクセグラン®）による薬物療法を行ったが、ペインコントロールは不良であった。MRI画像で脳腫瘍が疑われたため、脳外科を紹介して手術を行い疼痛が消失した。脳外科での診断は類上皮腫であった（図❷）。

［症例3］

60歳の左側三叉神経痛Ⅲ枝の症例。洗顔、食事、化粧、会話などで痛みが誘発され、カルバマゼピン（テグレトール®）を投与後、痛みは消失した。しかし、服用3週後の血液検査で血小板減少が認められたため服用を中止した。ゾニサミド（エクセグラン®）などの抗けいれん薬では効果がなく、漢方薬（五苓散、桂枝加朮附湯、柴胡桂枝湯）の服用のみで疼痛が緩和された。

（嶋田昌彦）

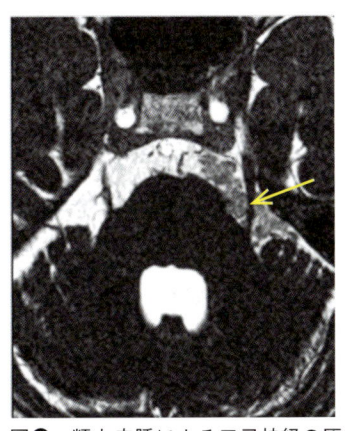

図❷ 類上皮腫による三叉神経の圧迫がもたらした三叉神経痛

三叉神経痛

歯科・口腔外科での治療対応

　三叉神経痛と鑑別を要する疾患として、歯原性疾患以外には顎関節症、頭痛、その他の神経痛や持続性顔面痛がある（**表❷**）。三叉神経痛を歯痛と思って歯科医院を受診することもあり、誤って抜歯する場合もあるので注意を要する。治療法としては、薬物療法、神経ブロック、外科療法（脳神経外科領域の神経血管減圧術）および放射線治療（ガンマナイフ療法）があるが、歯科・口腔外科でのおもな対応は薬物療法と神経ブロックである。

1）薬物療法
①抗けいれん薬：カルバマゼピン（テグレトール®）を用いる。三叉神経の活動電位の閾値を上昇させることにより鎮痛効果が得られる。副作用として、ねむけ、ふらつき、めまいなどの神経症状、肝機能障害、薬疹、造血障害（白血球減少、再生不良性貧血など）がある。初回量は少量（100～200mg）から開始し、鎮痛効果や副作用の有無を確認して800mgを限度として徐々に増量する。投与開始前に血液検査を行い、造血障害や肝機能障害のないことを確認する。さらに、長期服用の場合も定期的に血液検査を行う。

　カルバマゼピンが副作用のため使用できない場合は、フェニトイン（アレビアチン®）、ゾニサミド（エクセグラン®）またはガバペンチン（ガバペン®）を用いる。
②筋弛緩薬：カルバマゼピンなどで効果が得られない場合に、バクロフェン（ギャバロン®、リオレサール®）を用いることがある。
③漢方薬：カルバマゼピンなどで効果が得られない場合、または効果が弱い場合に補助的に用いることがある。葛根湯、五苓散、桂枝加朮附湯、柴胡桂枝湯などの漢方薬が奏功する場合がある。口腔内にトリガーポイントがある場合は立効散を用いるとよい。

2）神経ブロック・麻酔
　局所麻酔薬、アルコールまたは高周波熱凝固にて、罹患した三叉神経の末梢枝や三叉神経節をブロックまたは麻酔する治療法である。薬物療法で効果が得られないときや脳外科手術の適応でない場合、さらに手術後に疼痛が消失しない場合などに行う。目的部位は、眼窩上神経（眼窩上孔、切痕）、眼窩下神経（眼窩下孔）、オトガイ神経（オトガイ孔）、上顎神経（正円孔）、下顎神経（卵円孔）がある。末梢神経枝のブロックで効果が不十分な場合や広範囲の鎮痛効果が必要な場合にはガッセル神経節、半月神経節といった三叉神経節をブロックする。一時的な効果を得る場合は局所麻酔薬を用いる。永久的なブロックとしてアルコールや高周波熱凝固を用いる。

（嶋田昌彦）

表❷　三叉神経痛と他の疾患との鑑別

鑑別する疾患	鑑別のポイント
歯痛	歯の刺激痛、冷水痛、持続痛
舌咽神経痛	夜間発作、会話、嚥下、飲水・飲食時、開口
顎関節痛	顎運動時、開口時の痛み（食事、あくび、会話）、圧痛、開口障害
帯状疱疹後神経痛	帯状疱疹の既往、持続性灼熱痛、皮膚への接触痛
片頭痛	若い女性に多い、持続性拍動痛（数時間～数日）
群発頭痛	男性、部位（眼窩、側頭部）、持続性激痛、夜間睡眠時発症、随伴症状（鼻閉、鼻汁、流涙、発汗）、誘因（アルコール飲料）、固定された発症時期がある
その他持続性顔面痛	副鼻腔炎、非定型顔面痛、舌痛症

（和嶋浩一：口腔顔面領域の神経痛と治療．ペインクリニック，23（5）：615, 2002. 一部改変）

脳神経外科での治療対応

　三叉神経痛は、通常、50歳以降の年代に発症するが、まれに若年層にもみられる。症状は、洗顔、歯磨き、食事あるいは会話など、歯肉、舌、顔面皮膚の刺激によって誘発される発作性電撃痛である。ぐっすり眠っているときは痛まない。カルバマゼピン（テグレトール®）の投与が著効する[4]。

　脳神経外科での治療対象は、薬物治療が困難な症例や根治を希望する症例および脳腫瘍が原因の症例である。原因の大部分は動脈（ときに静脈）による三叉神経の圧迫であり、その他脳腫瘍（類上皮腫、聴神経鞘腫、髄膜腫）が原因の約10％を占める[5]。

　特徴的な症状から診断はそれほど難しくはない。画像診断では、MRIのCISSという撮像方法とMRA（MR血管撮影）の原画像により、同一レベルの水平断から圧迫血管を確認することが可能である[6]。圧迫血管による場合は、血管を三叉神経から移動して減圧する。この方法により術直後から神経痛は消失する。当科でのこの10年間の再発率は約7％である。超高齢者など全身状態に問題があり手術ができない場合には、ガンマナイフという放射線治療も可能である。

症例と手術

　19歳男子学生。2005年頃から右顔面の発作性疼痛が出現。歯科受診するも原因不明であった。本学歯学部ペインクリニックを紹介され、上記の三叉神経痛に特徴的な症状から、三叉神経痛と診断された。本人が手術を希望したため、手術目的で当科に入院した。画像上、圧迫血管の存在が疑われた（図❶❷）。また、小脳橋角部の脳槽が両側先天的に狭小であった。

　手術では、右後頭部に約3cm大の骨窓を設け、三叉神経にアプローチした。図❸に示すように、上小脳動脈が2本に分岐して三叉神経を強く圧迫していた。画像のごとく、術野はきわめて狭かった。この2本の分枝を引っ張りだし、神経に当たらないように移動して、テント下面へテフロン綿とフィブリン糊を用いて接着固定した（図❹）。術後、神経痛は消失した。

（大野喜久郎）

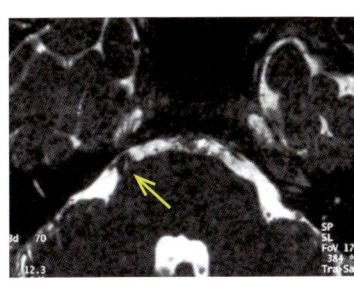

図❶　MRIのCISS画像。脳槽が狭小であり、右三叉神経の描出が不良で、圧迫血管の存在を疑わせた（矢印）
図❷　MRAの元画像上、三叉神経と接する高信号を認め（矢印）、圧迫血管と判断された
図❸　三叉神経（矢印）を圧迫する上小脳動脈の2本の分枝（白矢印）
図❹　テント下面にテフロン綿とフィブリン糊で接着固定された上小脳動脈（白矢印）。三叉神経に動脈によって生じた圧痕が見られる（黄矢印）

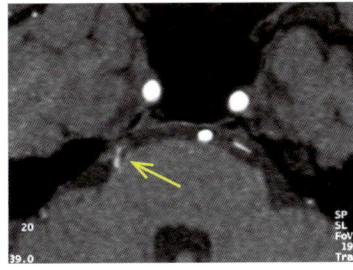

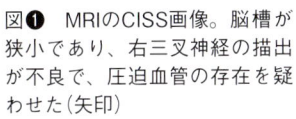

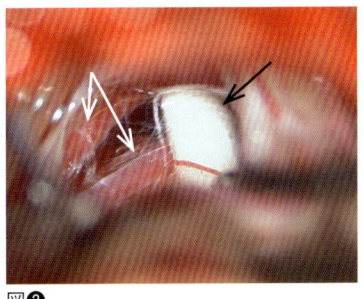

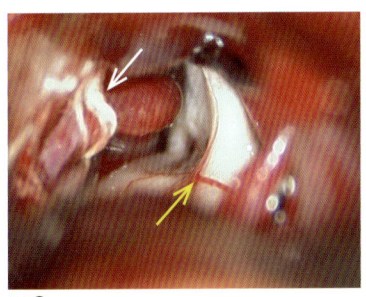

非定型顔面痛

症状が広範囲に及ぶ場合は、神経内科に紹介する。疼痛の原因となるような全身疾患が存在せず、感覚および運動麻痺や機能障害も認められず、痛みと違和感のみが主訴の場合は、歯科・口腔外科で対応する。

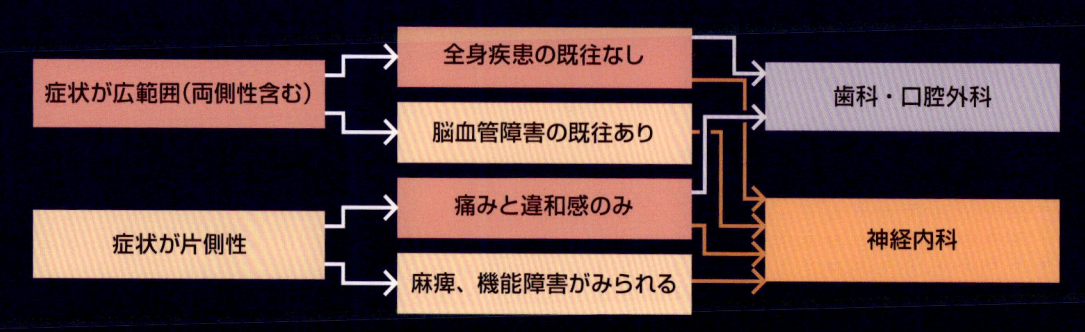

```
症状が広範囲（両側性含む） → 全身疾患の既往なし     → 歯科・口腔外科
                         → 脳血管障害の既往あり

症状が片側性            → 痛みと違和感のみ       → 神経内科
                         → 麻痺、機能障害がみられる
```

症状・病態

①鈍い深部痛（じわじわ、ひりひり、押されるような痛み）
②好発部位は上顎小臼歯部や上顎大臼歯部であるが、顎口腔顔面のどこにでも出現する。つねに同一部位に発生する場合もあれば、さまざまな部分に移動する場合もある。
③持続痛であるが、疼痛は増減を繰り返す。
④特定の誘発因子は認められない。また、誘発因子に対する反応は一定ではない（歯肉に圧痛はあるが食事に支障のない患者や、咬合痛を訴えているが打診痛は認められない患者もいる）。
⑤疼痛部位に神経学的な感覚異常（触覚鈍麻や痛覚過敏など）は認められない。
⑥多くの症例は、カリエス処置、補綴処置、抜歯など、一般的な歯科処置をきっかけに発症する。しかし、何も処置を行っていないにも関わらず、突然発症する場合もある。
⑦強い心理的ストレスを契機に発症する場合もある。

病因・分類

　非定型顔面痛（atypical facial pain）の明確な病因は、いまだ明らかにされておらず、除外診断名といわれている。神経障害性疼痛であろうとする説や、心理社会的要因との関係を重視する説がある。どちらの説においても、中枢神経系の何らかの変化が関与する可能性があり、下行性抑制系の機能不全などが考えられている。また、歯科領域だけでなく、うつ病や身体表現性障害などの精神科領域の疾患も考慮しなければならない（精神領域の疾患の詳細は、当該項目を参照）。
　2004年に発表された国際頭痛分類第2版（ICHD-Ⅱ）では、持続性特発性顔面痛（Persistent idiopathic facial pain）と名称が変更されている。診断基準を**表❶**に示す。

検査

①浸潤麻酔の試験的実施
　完全な疼痛の消失を認めなかったり、消失は認めるが薬効時間より極端に早く再燃したりする。
②X線撮影、CT、MRIなどの画像検査
　異常所見は認められない。
③血液検査
　炎症や感染のほか、疼痛に関係する全身疾患の有無を確認する。異常所見は認められない。
④知覚検査（SW知覚閾値検査、温度覚検査、二点弁別など）

表❶ 診断基準：非定型顔面痛（atypical facial pain）は、頭部神経痛の特徴を有していない持続性の顔面痛であり、かつその他の疾患によらない

> 診断基準（ICHD-Ⅱ参照）
> A：連日性かつほぼ終日にわたり持続する顔面痛で、BおよびCを満たす。
> B：痛みは発現時には顔面片側の狭い範囲に限られ（上顎または下顎から顔面頸部の広い範囲までに広がる場合もある）、かつ局所性の乏しい深部痛である。
> C：痛みは感覚消失などの身体徴候を伴わない。
> D：顔面・顎X線検査を含む精査により問題となる異常所見は得られない。
>
> ＊痛みは顔面、歯または歯肉の手術や損傷によって始まる場合があるが、明確な局所的原因がなくとも持続する。歯または抜歯後の歯槽の持続痛で、確認できる歯科的原因が存在しない場合には、非定型歯痛（atypical odontalgia）という用語が用いられる。

神経学的な感覚異常の有無を確認する。異常所見は認められない。

⑤ドラッグチャレンジテスト

鎮痛に効果的な薬物を探索するとともに、疼痛発生機序を特定する。非定型顔面痛では、明確な結果を得られないことも多い。

症例

［症例1］ 39歳女性。5̄4̄ のカリエス処置後、突然右耳から上顎全体に圧迫されたような痛みが発生した。消炎鎮痛薬は奏効せず、耳鼻科領域の異常も認められなかったため、当科に来院した。神経内科でも異常は認められず、各種検査結果でも特記事項は認められなかった。漢方薬（立効散2.5g）を1日3回服用させたところ疼痛は軽減し、現在も漢方による疼痛コントロールを行っている。

［症例2］ 50歳女性。5̄ のカリエス処置後、当該歯に自発痛が発生した。疼痛は 7̄ まで拡大し、7̄ の感染根管処置を行うが変化なく、当科に来院した。X線検査にて、5̄ 7̄ に問題なく、咬合痛が認められた。抗うつ薬のアミトリプチリン塩酸塩（トリプタノール®）の投与で疼痛が軽減し、現在50mg分2で疼痛コントロールを行っている。

［症例3］ 22歳男性。突然発生した全顎的な疼痛のため、1̄|1̄ を除くほぼすべての歯（6̄|6̄ は欠損）を抜髄した（図❶）が、両側上顎臼歯部の疼痛が消失しないため、当科に来院した。漢方薬（立効散2.5g）を1日3回服用させたところ疼痛は軽減し、疼痛を自覚しない日もあるようになった。遠方に引っ越すため、近隣の大学病院へ漢方の処方をお願いし、当科は終了となった。

（山﨑陽子）

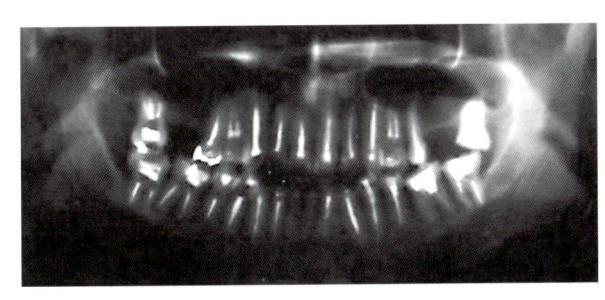

図❶ 症例3の初診時パノラマX線写真

非定型顔面痛

歯科・口腔外科での治療対応

除外診断名のため、他の疾患との鑑別は重要である。鑑別が必要となる疾患の例を、**表❷**に示す。
1）歯科的な病変が存在し、これが疼痛の原因であると確実に証明される場合は、歯科治療が優先される。
2）問診や知覚検査により神経学的な異常が疑われる場合は、神経内科や脳神経外科に紹介する。
3）専門医の治療が必要と思われる精神疾患が疑われる場合は、精神科へ紹介することが望ましいが、紹介目的の説明には、細やかな患者への配慮が必要となる。

歯科にて非定型顔面痛を治療する場合は、まず画像検査や血液検査の結果を示しながら、患者に疼痛の原因が器質的疾患に起因するものではないことを説明する。中枢神経が関係する疼痛であることを説明し、疼痛の原因は歯や歯周組織、もしくは補綴物や歯冠修復物にあるわけではないこと、歯科の処置を行っても疼痛軽減は得られない可能性が高いことを理解させることが重要である。患者は疼痛緩和のため、しばしば過度な歯科治療を執拗に求める場合がある（抜歯や補綴物の再製など）。疼痛の原因は歯科的な問題にあると強固に信じており、自身の考えから抜け出すことができない。患者の熱意のままに歯科治療を行ってしまう場合があるが、不必要な歯科治療や侵襲的かつ不可逆的な歯科治療は、疼痛を増悪させる要因となるため、可能な限り避けるべきである。現在、非定型顔面痛に対して行っている治療法の例を示す。

表❷　鑑別が必要となる疾患の例

①歯科的疾患（カリエス、歯肉炎、歯周炎、歯髄炎、顎関節症など）
②顎顔面領域の炎症性疾患（上顎洞炎、唾液腺炎など）
③感染による疼痛（帯状疱疹、カンジダ症など）
④筋肉の疼痛（咬筋、胸鎖乳突筋、顎二腹筋など）
⑤中枢性顔面痛（視床痛、多発性硬化症など）
⑥神経痛（三叉神経痛、舌咽神経痛など）
⑦一次性頭痛（群発頭痛、発作性片側頭痛など）
⑧精神疾患（統合失調症、身体化障害など）
⑨明らかな神経障害性疼痛

1）薬物療法
　①抗うつ薬（下行性疼痛抑制系の賦活：歯科医単独では投与できない）②抗不安薬（ストレスの軽減、筋弛緩）③漢方薬（全身のホメオスタシスの改善）

2）ブロック
　①星状神経節ブロック（顎顔面部への交感神経伝達の遮断）②トリガーポイント注射（侵害情報伝達の遮断）

3）理学療法
　①低出力レーザー（血流改善、神経伝達抑制作用）②近赤外線照射（温熱効果、血流改善、神経伝達抑制作用）③イオントフォレーシス（神経伝達抑制作用、薬剤による侵害情報伝達の遮断）④鍼通電療法（下行性抑制賦活、血流改善）⑤つぼ電気刺激療法（下行性抑制賦活、血流改善）⑥TENS（下行性抑制賦活、脊髄分節性の鎮痛系賦活）

上記のほか、自律訓練法や一般心理療法、音楽療法など、心理学的アプローチも行っている。

非定型顔面痛患者の大部分は薬物治療が適用されるが、現段階において、歯科医師が抗うつ薬や抗不安薬などの薬剤を処方することは、法律上大変難しい。そのため一般の歯科医院では、診断することは可能であっても、非定型顔面痛に対する治療を効果的に行うことは不可能に近い。この問題を解決するため、専門施設では、精神科医や内科医などと協力して薬物治療を行っている。このような理由からも、非定型顔面痛を疑う場合は非定型顔面痛を治療対象としている施設へ、早期に紹介することが望ましいと考える。

（山﨑陽子）

神経内科 での治療対応

　非定型顔面痛とは、いわゆる三叉神経痛（trigeminal neuralgia、別名「疼痛性チック」tic douloureux：前項参照）ではない、顔面の疼痛性疾患であると解釈できる。

　三叉神経は図❶のように顔面と頭部の前半分の皮膚感覚を支配している。運動枝は咬筋と翼状咀嚼筋を支配している。三叉神経痛が縮み上がるほどの強い痛みで、片側性、持続は数秒から1～2分程度であるのに対して、非定型顔面痛は、しばしば鈍痛で持続性、両側性である。顔面の感覚低下や筋力低下などの神経学的な異常を認めない。

　診断は、基本的に器質性疾患による顔面痛の除外による（表❶）。一般的に、頭蓋内・外、血管性疾患、神経（ニューロパチー）性疾患、筋肉などの軟部組織性疾患などが鑑別にあがる。側頭動脈炎では、顔面の鈍痛を呈することがあり、側頭動脈の圧痛や血液検査で血沈の亢進がみられる点で鑑別できる。動脈瘤や神経線維腫、髄膜腫、Wegener肉芽腫などの海綿静脈洞病変をきたす疾患は、頭部MRIや脳血管MRA検査を含めて丁寧に鑑別する必要がある。とくに、三叉神経以外の脳神経領域に障害を示唆する所見が認められないことを確認する。また、既往疾患を尋ねることも重要で、歯科領域疾患、眼窩疾患、帯状疱疹の罹患歴などの有無を聴取する。

　治療は、内科的治療としてカルバマゼピン、フェニトイン、疼痛閾値上昇を狙って抗うつ薬（アミトリプチリンなど）やクロナゼパムを処方することもある。最近の研究では、神経性疼痛（neuropathic pain）の機序が病態に関与するといわれている。また、難治性の場合、手術療法なども考慮されるが、三叉神経痛とは異なるため、脳神経外科専門医との協議を十分に行う必要がある。

（石川欽也）

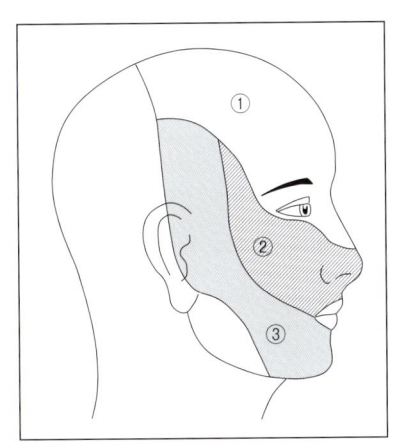

図❶　三叉神経の顔面支配分節図
①第Ⅰ枝：眼神経
②第Ⅱ枝：上顎神経
③第Ⅲ枝：下顎神経
（嶋田　淳，他：ペインクリニック．歯科麻酔学．第5版，p.527，口腔保健協会，1997.より引用改変）

表❶　三叉神経障害

神経核（脳幹）病変
多発性硬化症
脳卒中
延髄空洞症
グリオーマ
リンパ腫
節前病変
聴神経腫
髄膜腫
転移
慢性髄膜炎
海綿静脈洞頸動静脈瘻
Gasser 神経節病変
三叉神経腫
帯状疱疹
感染症（中耳炎、乳突蜂巣炎からの波及）
末梢神経病変
鼻咽頭がん
外傷
Guillain-Barre症候群
Sjögren症候群
膠原病
サルコイドーシス
Hansen病
薬物（stilbamidine、trichloroethylene）
突発性三叉神経ニューロパチー

非定型顔面痛

精神科リエゾン診療の立場から

　非定型顔面痛は、精神医学的には"疼痛性障害"と診断されることが多い。疼痛性障害とは、1つまたはそれ以上の重篤な疼痛を特徴とする身体表現性障害（適切な検索を行ってもうまく説明できない身体症状を主訴とする精神疾患）の1つである。すなわち、既知の一般身体疾患（器質的疾患）の症状としてはうまく説明できない疼痛により、著しい苦痛や社会的・職業的な支障をきたしているものをいう。また、疼痛性障害では、ストレッサーなどの心理的要因により、疼痛の悪化を認める。有病率は比較的高く、どの年齢にも起こりうる。男性よりも女性に多い（1：2）とされている。疼痛性障害患者の一部には、パーソナリティ障害の患者が混じっている可能性があるので、注意が必要である。

　疼痛性障害治療の大原則は、「不可逆的な処置や侵襲的な処置を、絶対に行わないこと」である。次に行うべきことは、抗うつ薬による薬物療法である。また、認知行動療法的アプローチも、ないがしろにしてはならない（表❶）。

　疼痛性障害に対する薬物療法の中心となるのは、三環系抗うつ薬をはじめとした抗うつ薬である。疼痛性障害患者は、抗うつ薬を投与した際に、とくに有害作用に敏感である可能性があるので、治療は単剤にて低用量から開始し、効果を認めないようで

あれば、少量ずつ十分量まで増量していく。十分量とは、アミトリプチリン（トリプタノール®）であれば150〜300mg／日である。この際に重要な点は、効果が出現するまでは抗うつ薬を増量し、十分な期間（6週間以上）の経過観察を行うことである。鎮痛効果が発現するまでは、増量を躊躇すべきではない。さらに、疼痛の寛解後も、同用量にて6〜12ヵ月間は継続する必要がある。

　口腔顔面領域の疼痛性障害に対してアミトリプチリンを用いたわれわれの症例集積研究の結果[1]によれば、73％の患者で疼痛の改善を認め、40％の患者で疼痛が完全に消失した。また、疼痛改善までに必要な用量の平均は77.5mg／日であり、50％の患者は100mg／日未満の用量では疼痛の改善を認めなかった（図❶）。

症例

患者：53歳、女性
主訴：右頬部の痛み
現病歴：1年前、7｜を抜歯した後しばらくして、右頬部に持続性の疼痛を自覚するようになった。6ヵ月前、疼痛が増悪したため、近医（歯科医）を受診したものの、原因は不明であった。その後も疼痛が遷延するため、某病院の口腔診断科を受診した。精査の結果、感染症や顎関節症などの一般身体疾患の存在は否定的であり、同時期に

表❶　疼痛性障害治療の基本

不可逆的な処置や侵襲的な処置は、絶対に行わないこと（大原則）
抗うつ薬による薬物療法（原則）
認知行動療法的アプローチもないがしろにしない

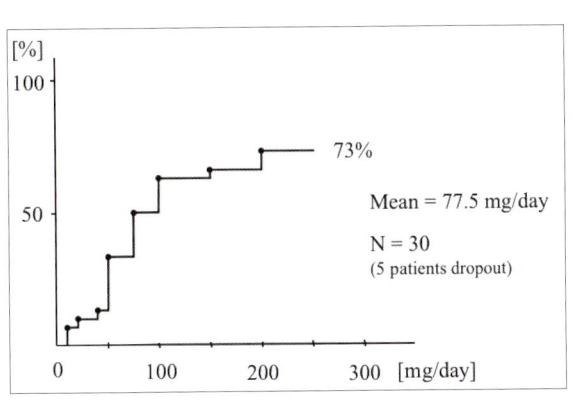

図❶　疼痛改善までに必要なアミトリプチリンの用量曲線

（参考文献[1]より引用）

受診した神経内科での検査結果も異常なしであったため、精神科へ紹介となった。初診時、起床時から就寝時まで連日続く強い疼痛を訴えていた。疼痛は、夕方頃から就寝時にかけて増悪する。また、気温の低い日や雨の日、寝不足の日の翌日、不仲の姑と会った後などには、普段よりも疼痛が増悪する傾向にあった。精神医学的には"疼痛性障害"と診断されると考えられた。

治療歴：アミトリプチリンを10mg／日から開始し、1ヵ月後には100mg／日まで増量した。また、認知行動療法的アプローチとして、①右頬部をむやみに触れたり、鏡で見たりしないこと、②疼痛の有無にかかわらず、定期的に計画した活動（仕事、外出、イベントなど）に参加し、疼痛が生活様式を決定する因子にならないようにすること、③疼痛が増悪したさいにも、疼痛にふりまわされないように、対処法（コーピング）を用意しておくこと、など助言した。アミトリプチリンを100mg／日まで増量した頃から、疼痛を感じる時間が短くなった。その後、150mg／日まで増量した1ヵ月後には、疼痛がほぼ消失した。

（山田和男）

【参考文献】
1) Ikawa M, Yamada K, Ikeuchi S.：Efficacy of amitriptyline for treatment of somatoform pain disorder in the orofacial region：a case series. J Orofac Pain 20：234-240, 2006.

舌痛症

舌痛症の患者は、症状が舌に限局し、食事中の症状がなければ、歯科・口腔外科に。症状が舌以外にもあり、神経障害（知覚・運動）を合併していれば、神経内科を受診させる。

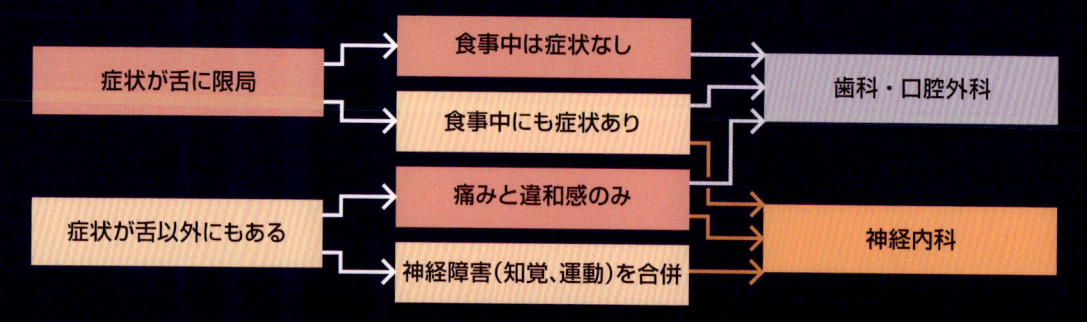

```
症状が舌に限局 ─┬→ 食事中は症状なし ──────→ 歯科・口腔外科
                └→ 食事中にも症状あり ─┐
症状が舌以外にもある ┬→ 痛みと違和感のみ ─┼→ 神経内科
                    └→ 神経障害（知覚、運動）を合併 ─┘
```

症状・病態

自覚症状 舌のヒリヒリやビリビリなどの灼熱感、痺れた感じ、違和感など。

病態 舌痛を主訴とし、他覚的にも異常が認められず、また、臨床検査でもとくに異常が認められないにも関わらず、慢性的持続的な表在性、限局性自発痛を舌に訴える（図❶❷）。舌以外の口蓋、口唇、頬粘膜、歯肉などにもみられる口腔内の痛みは、Burning mouth syndrome（BMS：口腔内異常感覚）といわれる。舌痛症は狭義の BMS に分類される（図❸）。臨床的症状を以下に示す（表❶）。

病因・分類

表❷に舌痛の原因を示す。Ⅰ～Ⅲのように二次的に舌痛を引き起こす場合を secondary BMS、ⅣおよびⅤのように特発的に生じる舌痛を primary BMS と呼ぶこともある。しかし、高血圧や糖尿病が BMS を増強するという場合もあり、両者の境界は明確ではない。また、舌痛症に付随する症状として味覚異常や口腔乾燥が多くみられる。味覚異常は、舌痛症の3分の2に併発[1,2]する。

一方、味覚障害を主訴として来院した患者のうち、63.6% が BMS を併発している[3]。また、口腔乾燥を主訴とする患者の約 60% が舌痛を訴える。BMS の原因として、更年期に関連したホルモン異常、不安、抑うつ、ストレス、生活上の出来事、パーソナリティ障害、がん恐怖などの心理的要因、感覚障害、中枢における神経因性のメカニズムが関与しているといわれている[4]。

検査

①視診（舌体、舌色、舌苔、歯垢・歯石の有無、不良補綴物の有無、異種金属の有無）
②触診（硬さ、弾力、熱感、腫瘤の有無、圧痛の有無）：接触痛を訴える BMS もある。
③血液検査（血算8種。生化学21種および CRP、ビタミン B1、B2、

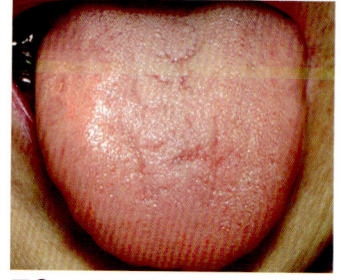

図❶ 舌に器質的異常は認めない。淡紅色・裂紋あり。薄苔

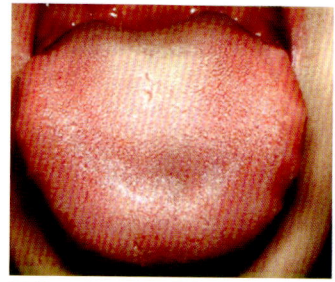

図❷ 舌に器質的異常は認めない。淡紅色・歯痕あり。膩苔

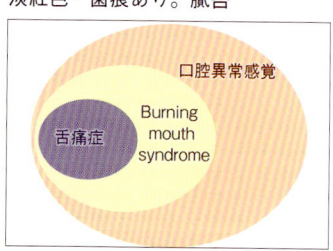

図❸ 舌痛症の位置づけ

表❶　臨床的症状

① 女性に多く（全体の約80%）、年齢は50代から70代が多い
② 好発部位は舌尖部や舌縁部
③ 臨床的には正常な口腔粘膜に表在性の痛みや異常感覚を呈する
④ 症状は非発作性かつ持続性である
⑤ 集中時には痛みを忘れていることが多く、睡眠にも影響を及ぼさない場合が多い
⑥ がん恐怖を有していることがある
⑦ 心理的ストレスの関与が見出されることがある
⑧ 歯科治療を契機に発症することがある
⑨ 味覚異常、口腔乾燥を随伴することがある
⑩ 通常、食事時には痛みを感じない

表❷　病因別による舌痛の分類

Ⅰ. 歯科に関連するもの
　・歯垢・歯石　・不良補綴物　・金属アレルギー
　・ガルバニー電流
Ⅱ. 口腔粘膜疾患に起因するもの
　・口内炎　・舌炎　・扁平苔癬　・地図状舌　・溝状舌
Ⅲ. 全身疾患または代謝性のもの
　・口腔カンジダ症　・貧血（鉄欠乏性貧血、悪性貧血）
　・Sjögren症候群　・口腔乾燥（唾液分泌低下）
　・ホルモン変化　・糖尿病
Ⅳ. 精神・神経性に関連するもの（広義の心因性疼痛）
　・うつ病　・心気症　・妄想性障害
Ⅴ. Ⅰ～Ⅳに属さないもの
　・舌痛症

B12、葉酸、銅、亜鉛）；炎症の有無、各種ビタミンや微量元素の過不足を判断する。
④塗抹検査および培養同定検査；カンジダ菌の同定。
⑤味覚検査（電気味覚検査、濾紙ディスク検査）
⑥唾液分泌検査（ガムテスト）；10分間に10mL以下は唾液分泌量減少。
⑦簡易心理検査（SDS、TMI、STAIなど）；心理的因子の関与。
⑧刺激物による痛みの有無；舌痛症は食事時には痛みが消失または軽減する場合と、辛い食物などの刺激物による痛みの増強がみられる場合がある。

症例

[症例1]　義歯不適による舌痛症

　口の渇き、舌尖部や舌縁部のヒリヒリした痛み、食後の口腔内の圧迫感を主訴として来院。義歯による痛みのために義歯の装着は短時間であった。ガムテストは10mL/10分であり、反射唾液分泌量は正常であった。口腔内の痛みの原因となるような器質的病変は認めず、舌痛症、口腔乾燥感と診断。義歯調整を行い、義歯装着時間を長くしたところ、舌痛および口腔乾燥感も消失し、初診時から1ヵ月後に終了となった。

[症例2]　食事中にも舌痛を訴えた舌痛症[5]

　舌の痛み、上下口唇粘膜の違和感を主訴として来院。舌背部にビリビリとした持続痛を訴えた。また、甘味以外の食味と温熱刺激やワサビやミントなどの刺激物により痛みが出現。立効散を1日量7.5gの処方で舌の痛みは軽減。初診時から3ヵ月後には刺激物による痛みは消失した。投与開始8ヵ月後に治療終了とした。

[症例3]　抗不安薬が有効であった舌痛症

　下顎左側智歯部の塩辛さ、左舌背部および舌尖部のピリピリ感、口中の粘ついた感じを主訴として来院。会話時に症状を強く感じるが、睡眠中や食事時には感じない。自発性異常味覚、舌痛症と診断。アルプラゾラム1日量1.2mgの処方で舌背部のピリピリ感は消失。初診時から2ヵ月半後に治療終了とした。

（新美知子）

舌痛症

歯科・口腔外科での治療対応

　BMSに対しては薬物療法と心理療法の両面から治療が行われる。また、BMSに付随する症状（味覚異常や口腔乾燥など）の訴えが強い場合には付随する症状に対する治療を優先させる。味覚異常および味覚障害には漢方薬を用いる場合が多く、口腔乾燥には唾液分泌刺激薬・漢方薬・外用薬を用いる。口腔内に何かが入っていると痛みが落ち着く患者は、ガムや飴を含むと楽である場合が多く、対症療法として勧めるとよい。

薬物療法
①漢方薬

　BMSに対する漢方治療は、舌痛を惹起するような患者の体質（証）の調整、自律神経の調整を行うことが目的である。使用される漢方薬は立効散、加味逍遥散、半夏厚朴湯、白虎加人参湯、柴朴湯、抑肝散などがある。立効散の使用目標は抜歯後の疼痛・歯痛とされており、主薬の細辛が強い鎮痛作用と局所麻酔の効果を有する。表面麻酔薬によって、舌の痛みや随伴する味覚異常、口腔乾燥感が軽減する症例には、立効散が有効である。

②抗うつ薬・抗不安薬

　抗うつ薬は内因性の疼痛抑制系である下行性疼痛抑制系を賦活して鎮痛作用を発揮する。慢性疼痛患者に頻用されている[6]。また、抗不安薬は代表的なものとしてベンゾジアゼピン系薬剤（BDZs）がある。BDZsは、抗不安作用に加えて、筋弛緩作用、交感神経抑制作用、鎮痛作用[7]によってBMSの諸症状を改善する。

③その他（口腔用軟膏、亜鉛サプリメントなど）

　口腔用軟膏は、抗菌薬やステロイド薬を含有しない白色ワセリン（プロペト®）をおもに選択する[4]。軟膏の塗布により触覚刺激による痛み信号の中枢への入力を減弱することを目的としている。また、血清亜鉛濃度が低下している場合には亜鉛サプリメントを服用するよう指示する。

心理療法
①一般心理療法

　受容、支持、保証を中心とした面接を行う。

②自律訓練法

　心身症の治療に広く用いられている心理療法の1つで、催眠療法の際に得られる心身の感覚を自分自身で段階的に学習、習得していくものである。

③音楽療法

　音楽には情動を喚起させ、内的緊張を発散させる効果、癒しの効果があることが認められている。

④疼痛教室

　東京医科歯科大学歯学部附属病院ペインクリニックでは、月に一度、疼痛教室を行っている。疼痛教室は講義および患者同士の自由討論の二部構成になっている。講義では、痛みの定義、急性痛と慢性痛の違い、ゲートコントロール説、痛みと情動、心身交互作用、疼痛行動、自律訓練法などをテーマとして慢性疼痛の理解と対処法が身につくように平易な説明を行う。その後、患者同士の自由討論の時間も設け、孤立感の緩和、疼痛自己管理の強化、認知行動療法の強化を図る。

（新美知子）

神経内科 での治療対応

　舌および咽頭の感覚は、大きく3つの神経により支配が区別される。
①舌の前2/3領域と下顎の粘膜の神経は、下顎神経（すなわち三叉神経）由来の舌神経と下歯槽神経由来の粘膜枝で支配され、味覚は顔面神経由来の鼓索神経による（図❶）。
②舌の後ろ1/3の表在覚と味覚は舌咽神経に支配されている（図❷）。
③喉頭蓋、気管、食道の粘膜の感覚は迷走神経の支配である（図❸）。
　もし舌の痛みや口の中の違和感があり、診察上、舌の知覚や運動に障害がある、あるいは咽頭の動きに、知覚や運動の障害がある場合は、医科領域における疾患である可能性がある。三叉神経、顔面神経、舌咽神経、迷走神経はいずれも感覚［知覚］のみならず運動も司るため、症候学が病気の診断に重要である。
　一方、運動障害などがなく感覚障害のみを示す状態では、診断が難しい場合もある。いわゆる「舌咽神経痛」を概説する。これは、第Ⅸ脳神経である舌咽神経の神経痛と解釈できる。三叉神経痛より頻度は少なく、痛みは強く発作性で、一側の咽頭から扁桃窩付近に生じる。図の神経支配領域を参照されたい。同神経は鼓膜など中耳の感覚も支配するため、耳に放散痛を自覚することもある。また、迷走神経と咽頭神経叢を作ることから、徐脈、低血圧などの自律神経障害をきたすこともある。治療は三叉神経痛に準ずる。

（石川欽也）

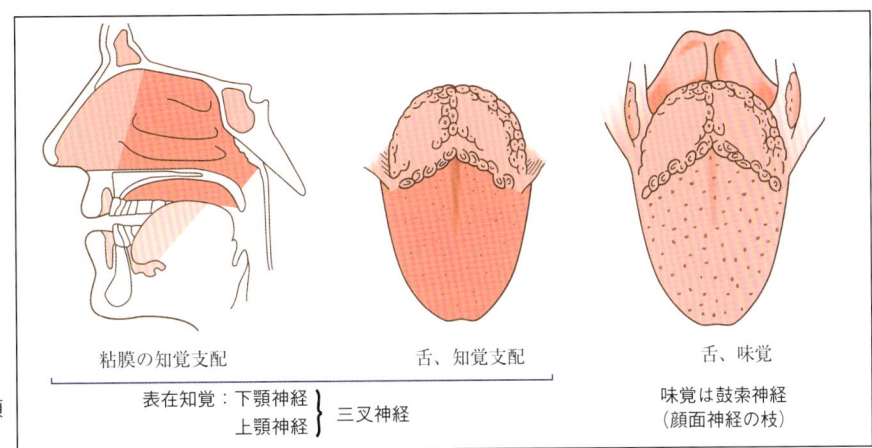

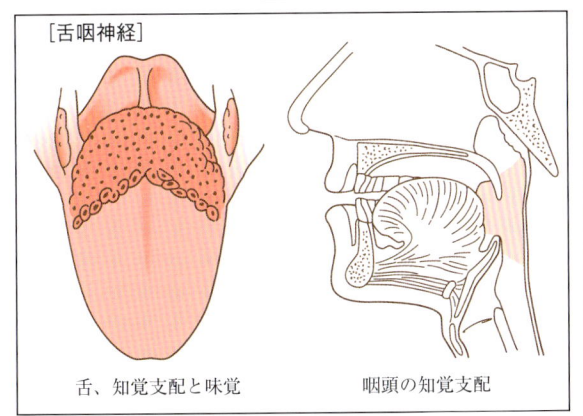

図❶　舌の前2/3領域と粘膜
　　　粘膜の知覚支配　　舌、知覚支配　　舌、味覚
　　　表在知覚：下顎神経　　　　　　味覚は鼓索神経
　　　　　　　上顎神経 ｝三叉神経　　（顔面神経の枝）

図❷　舌の後ろ1/3と扁桃周辺、咽頭後壁
　　　［舌咽神経］
　　　舌、知覚支配と味覚　　咽頭の知覚支配

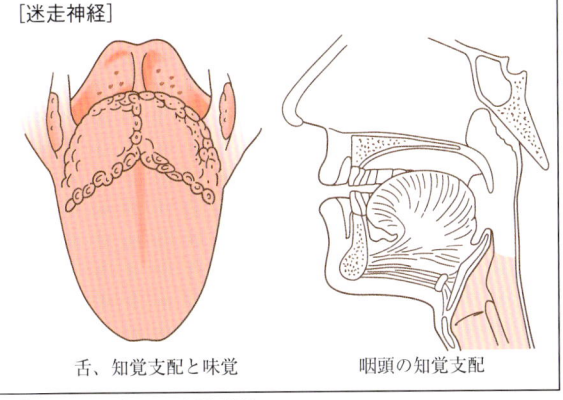

図❸　咽頭・喉頭・食道粘膜
　　　［迷走神経］
　　　舌、知覚支配と味覚　　咽頭の知覚支配

（図❶〜❸は『解剖学アトラス』：越智淳三　訳．文光堂．より引用改変）

舌痛症

精神科リエゾン診療の立場から

　日本大学松戸歯学部附属病院の口・顔・頭の痛み外来は、現在、歯科医師と脳神経外科、頭頸部外科、耳鼻咽喉科の医師によって、「痛み歯科」と「痛み医科」のコンビネーションで毎日の診療が行われており、さらに月に一度、精神科の医師とリエゾン診療を専門とする歯科医師による診療がある。当外来におけるもっとも多い疾患は顎関節症であるが、その次に多い疾患が舌痛症であり、年間に150名程度の新患が来院する。

　舌痛症は舌のピリピリ（ヒリヒリ）感を訴えて来院する患者を総じて呼ぶ疾患名である（図❶）。現行の保険診療では、舌痛症の治療を行うにあたって、歯科と医科のリエゾン診療を行うことでしか解決できない問題がたくさんある。これは舌の痛みを訴える疾患が、歯科と医科両方の領域にまたがって多く存在していること、また治療にあたって歯科の適応がない薬が必要であることなどによる。視診にて明らかになる腫瘍等の疾患や口腔カンジダ症に関しては、歯科医師でも十分に診断可能である。しかし、歯科医師が、舌に灼熱感を示す系統疾患や耳鼻咽喉科の疾患すべてを確定診断することは困難といわざるを得ない。この場合、外来ですぐ隣に耳鼻咽喉科や外科の医師がいて、検査を指示し、診断をその場で決定できることは、患者にとって大変な福音と考えている（図❷）。

　舌痛症の患者の話をうかがってみると「舌にがんがあるのではないか」等の心配を相談する患者が約半数である。また残りの患者でも実際に舌に病変があるものは1％未満である。ここで患者の訴えを、単なるメンタルな問題だと安易に考えてはいけない。だれでも病気に対する不安はもっており、舌痛症の患者はその最たるものかもしれない。テレビで舌がんの特集が組まれた翌日など、外来は舌痛症の患者であふれかえることがある。ある看護師は、舌がんのオペの介補について以来、舌痛症に悩まされることになった。こういった患者には、きちんとした認知行動改善のための知識提供や、患者の不安を解消するためのコンサルテーションが、何よりも重要な治療の第一歩となる（図❸）。

　さて実際に病変がなくても、患者がピリピリ等の異常感覚を感じているのは事実なので、症状の改善を早期に切望する患者には、中枢が原因で過敏になった感覚を緩和する薬で対処することになる。このとき当外来は、クロナゼパム（リボトリール®）をよく使用するが、日本では抗てんかん薬としてのみ承認されており、歯科医師による処方は不可能である。その他にも、抗不安薬や抗うつ薬といった慢性疼痛に効果があるとされている薬は、残念ながら歯科医師は処方できないが、当外来では痛み医科の

図❶　舌痛症の訴え

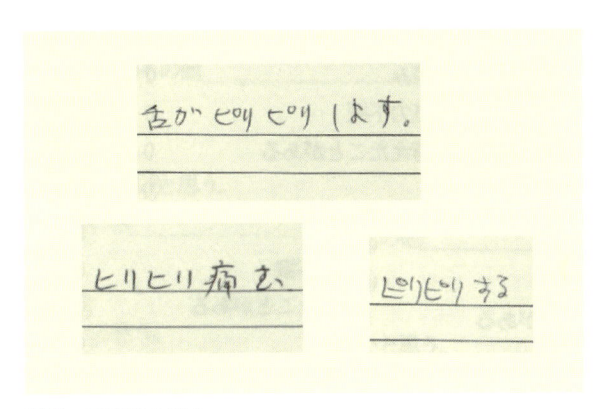

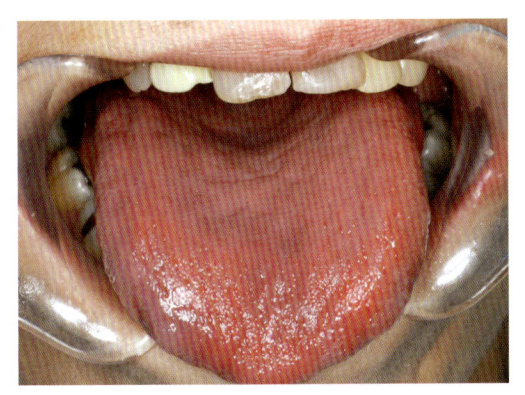

図❷　悪性貧血の舌（内科での見落としも散見される）

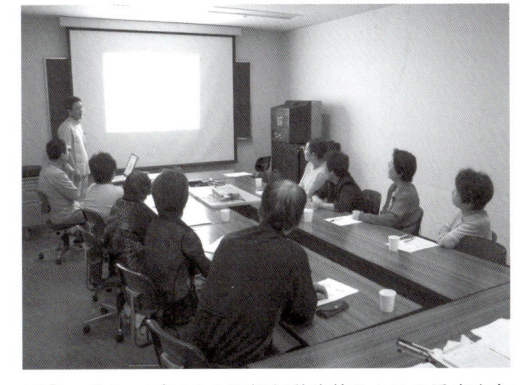

図❸　グループによる認知行動改善のための舌痛症友の会

医師がその場で診察、処方して対応する。このあたりの対応でも、十分に医科と歯科のリエゾンの意味が見えてくる。

　そういった処方でも症状が執拗にとれない場合は、心身医学的な検討が必要となってくる。舌痛症でもっとも多い精神疾患と考えられるのは、心気症の患者である。DSM-Ⅳによると、心気症の基本的特徴は、1つまたはそれ以上の身体的徴候または症状に対する誤った解釈に基づいた、自分が重篤な病気にかかる恐怖、またはかかっているという観念へのとらわれである。身体的検索を十分に行っても、身体的徴候を十分に説明できる一般身体疾患はみつからない。自分が病気にかかっているという正当性のない恐怖または観念は、医学的保証にもかかわらず持続する。この場合、月に一度の精神科の医師とリエゾンの専門歯科医師による診察に移行するか、もしくは外部の心療内科、精神科に紹介することとなる。

　いずれにせよ、歯科医師単独で診査、診断、診療を行うよりは、医師とのリエゾン診療により、診査、診断を行い、共同で治療まで行うシステムは、舌痛症のような境界領域の疾患には大変有効であるといえる。

（小見山　道）

神経麻痺（運動・知覚）

神経麻痺の患者が来院した際は、原因歯がある場合または麻痺の範囲が限局性である場合は、歯科・口腔外科に。原因歯がなく、広範囲（2本以上の神経領域）の症状および中枢性顔面神経麻痺は神経内科を受診させる。

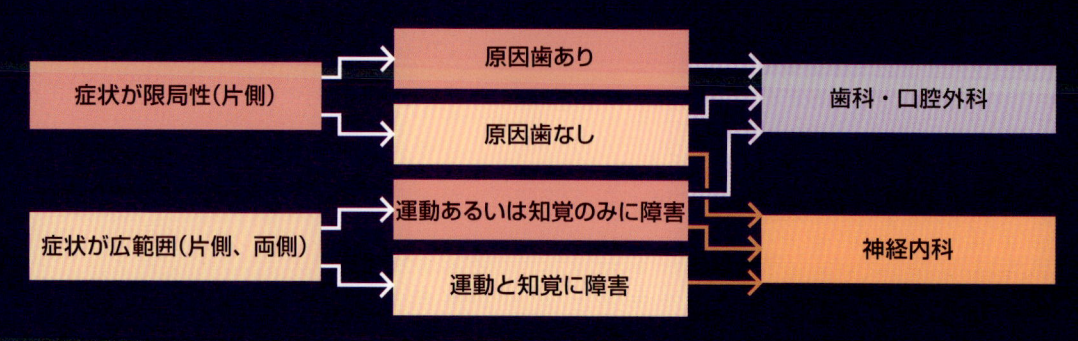

```
症状が限局性（片側） ─→ 原因歯あり    ─→ 歯科・口腔外科
                   ─→ 原因歯なし    ─→
症状が広範囲（片側、両側） ─→ 運動あるいは知覚のみに障害 ─→ 神経内科
                       ─→ 運動と知覚に障害        ─→
```

症状・病態

自覚症状　しびれている、麻酔がとれない（知覚）。顔がゆがんでいる、口がまがる、口笛が吹けない（運動）。

他覚症状　筆、ピンセットなどの刺激を感じない、あるいは鈍い（知覚）。前額部皺壁消失、眼瞼下垂、鼻唇溝の消失、口笛不能、口角下垂、など（運動）。

病因・分類

　外科的処置（抜歯、インプラントなど）、感染による変性、嚢胞などによる圧迫、根管治療薬の根尖からの漏えいなどによって、神経が損傷を受けた結果、知覚神経の逸脱症状を呈する。顔面部の運動神経麻痺の多くは、顔面神経麻痺である。ウイルス感染で、顔面神経管内に浮腫が起こり、顔面神経の圧迫によって生じると推測されている。ごく稀に、下顎孔伝達麻酔の際に、薬剤の遠心部漏えい、あるいは不適切な針の刺入による損傷によって生じる場合がある。障害された神経支配領域によって疾患名が異なる。顔面部のおもな神経麻痺を以下に示す。

- 知覚麻痺：下歯槽神経麻痺、オトガイ神経麻痺、舌神経麻痺、眼窩下神経麻痺
- 運動神経麻痺：末梢性顔面神経麻痺。顔面片側（前額、上顎、下顎）に運動麻痺が出現する。前額に症状が現われない（皺がよる）場合は中枢性の原因である。歯科処置によって神経麻痺を生じやすい部位は、神経が表層にある部位（下顎大臼歯舌側→舌神経）、神経の出口（オトガイ孔→オトガイ神経）、下顎管と接近（下顎臼歯部根尖）している部位である（図❶）。

検査

①知覚検査（触覚検査、痛覚検査、温冷覚閾値、二点識別、音叉感知、味覚検査など）

②運動機能検査（電気刺激反応試験、呼出機能検査、顔面運動スケールなど）

③血液検査（ウイルス抗体価、CRPなど）

④画像検査（パノラマX線、CT、パノ

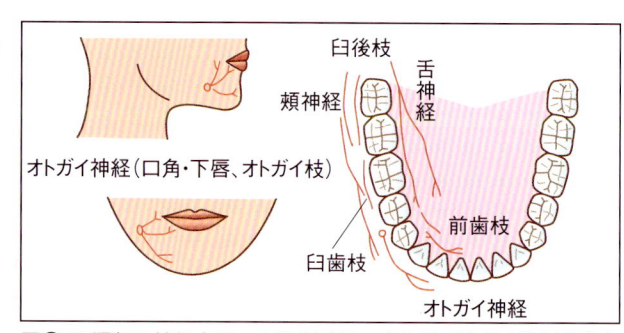

図❶　下顎部の神経支配：大臼歯舌側、オトガイ孔部は神経麻痺をひき起こしやすい部位である。下顎の神経麻痺はオトガイ部に症状が出現しやすい。オトガイ神経は口角枝、下口唇枝、オトガイ枝の3本の神経枝に分かれている

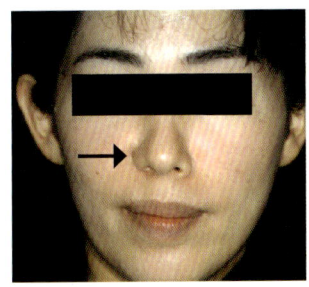

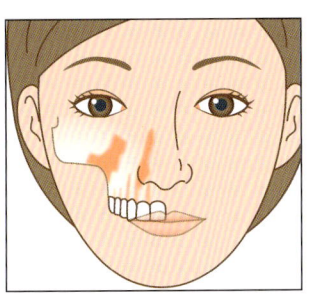

図❷　局所麻酔による鼻筋麻痺：鼻孔を狭めることができない（矢印）

図❸　鼻筋の解剖：上顎側切歯から犬歯の根尖部に筋の起始部があり、強圧で局所麻酔を施行すると、組織の障害を起こす

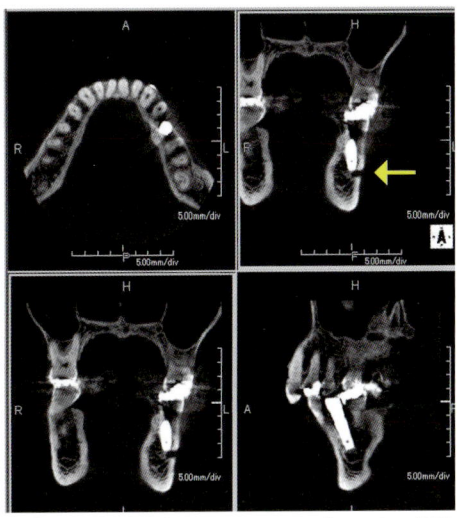

図❹　パノラマ型CTによるインプラントの埋入状況：上下、左右、近遠心の3方向でスライスすることができる。インプラントがオトガイ孔に接していることがわかる

ラマ型CT、MRIによる損傷神経との関係）

　知覚麻痺の場合は、画像検査と知覚検査によって、知覚麻痺の範囲と障害の程度を判定する。

　運動麻痺の場合は、血液検査と運動機能検査によって判定する。

症例

[症例1]　局所麻酔による鼻筋運動麻痺

　上顎前歯レジン充填のために浸潤麻酔を行ったが、翌日になっても麻痺感が残り、鼻翼運動麻痺（鼻孔が狭くならない）を示した（図❷❸）。触覚閾値は正常であったが、疼痛閾値は上昇を示した。犬歯根尖部に圧痛。X線写真上、上顎洞炎、骨折は認められない。局所麻酔による局所組織の損傷を考え、消炎療法、血流改善薬、ビタミンB_{12}剤の投与により2週間後には運動麻痺も消失。2ヵ月後に違和感も消失した。

[症例2]　インプラント埋入によるオトガイ神経知覚障害

　下顎小臼歯部にインプラントを埋入、1年後より同部の違和感が出現。1年半後より、違和感とジーンとした痛みが持続した。口角部に冷感と知覚鈍麻が認められた。パノラマ型CT（ファインキューブ®）撮影により、インプラントがオトガイ孔に接していた（図❹）。インプラントによる神経圧迫が、神経障害を示したと考えられたが、症状が軽微で部分的であったため、保存療法としてノイロトロピン®を処方した。6週間後には、症状が消失した。

[症例3]　埋伏歯抜歯時の歯槽骨骨折による舌神経麻痺

　開業医で右下顎埋伏智歯抜歯を試みるが中断。その後舌神経、オトガイ神経麻痺および疼痛が持続し、9ヵ月後に口腔外科来院。パノラマ型CT（3DXCTR）、MRIにより精査後抜歯。舌側板に縦の骨折線が認められ、下歯槽神経が露出していた。舌側の骨整形を施す。術後感覚が戻ってくるにしたがって、ピリピリとした神経因性疼痛を示した。ノイロトロピン®とトレドミン®を処方し、抜歯後約半年で疼痛消失、知覚の回復を示した。

（神野成治）

神経麻痺（運動・知覚）

歯科・口腔外科での治療対応

知覚神経麻痺

知覚神経麻痺に対しては、以下の対応があげられる。

①知覚検査により神経損傷の程度を予測：程度によって治療法が異なる。
②抜歯窩など手術部位の精査：CT、MRIなどにより神経の損傷を類推する。とくにパノラマ型CTは顎の部分だけの小照野CTで多くの情報を提供してくれる。必要であれば、再搔爬、歯槽骨整形、インプラント除去が行われる。
③薬物療法：神経再生のための薬剤を投与する。消炎鎮痛（感染予防、浮腫の改善）、ビタミンB_{12}製剤（神経の髄鞘形成を促進）、血流改善薬（ATP製剤など損傷治癒の促進）。痛みを訴える場合は、カルバマゼピン（抗けいれん薬）を使用する。神経因性疼痛を示す症例には、抗うつ薬（下行性疼痛抑制系の賦活化）を使用する（表❶）。
④ブロック：星状神経節ブロックによる血流の改善、交感神経の関与する疼痛の予防。
⑤理学療法：
- 経穴刺激療法：ツボの刺激によって、血流改善、治癒促進、自律神経調節、疼痛抑制。
- 低出力レーザー：血流改善、交感神経の関与する疼痛の予防。

予後

①2週間以内に触覚が回復しない症例は後遺症を残す
②麻痺の他に疼痛を示す症例は後遺症を残す
③2週間以内に治療を開始した症例は予後がよい
④受傷6ヵ月を過ぎた症例の回復は50%以下

運動神経麻痺（末梢性顔面神経麻痺）

①薬物療法：ステロイド（抗浮腫）、ビタミンB_{12}製剤、血流改善薬
②ブロック：星状神経節ブロック
③理学療法：経穴刺激療法、低出力レーザー
④その他：マッサージ指導、表情筋の訓練指導（病的共同運動の防止。動かない表情筋を無理に動かそうとすると、他の表情筋が動き、歪んだ表情が形成されるために、表情の作り方を指導する）

（神野成治）

表❶ 神経因性疼痛：神経障害の後に特殊な感覚（痛み）が出現する。難治性である

特徴
神経の一次的損傷あるいは機能異常により生ずる痛み
原因：損傷した神経の部位での神経異常
①神経腫による自然発火
②隣接する神経との結合による異常インパルス（エファプス伝導）
③交感神経とのカップリング
症状：特有な知覚異常
①アロディニア（allodynia）：疼痛を感じない刺激（触刺激）で痛みを感ずる
②痛覚過敏（hyperalgesia）：痛み刺激を強く感する
③異常感覚（dysesthsia）：自発的、誘発的な不快な感覚「ビリビリした痛み」
④錯感覚（paresthesia）：自発的、誘発的異常感覚「しびれたような」
⑤痛覚異常鋭敏（hyperpathia）：知覚鈍麻部の刺激による痛みの誘発
⑥疼痛誘発点（trigger point）：電撃痛を生ずる誘発点
治療
①薬物療法：抗うつ薬（三環系抗うつ薬、SSRI、SNRI）
②神経ブロック：星状神経節ブロック、トリガーポイントブロック
③理学療法：レーザー治療、経穴通電治療、イオントフォレーシス

神経内科 での治療対応

　神経麻痺には、運動麻痺と感覚麻痺および運動と感覚の両方の麻痺がある。感覚の麻痺は、「非定型顔面痛」と「舌痛症/口腔内違和感」に記した感覚系神経支配の分布が大変参考になる。複数の感覚に障害がある場合は、より中枢の神経領域の病態をまず考える必要がある。

病態　運動麻痺について、以下に代表的な病態をあげる。

顔面の運動麻痺　顔面の運動は顔面神経（第Ⅶ脳神経）による。すなわち、この神経は、眼を閉じ（眼輪筋）、口を閉じる（口輪筋）、「イー」と言うときのように口角を引っ張る（頬筋などの表情筋）、あるいは額にシワを寄せ、眉毛を持ち上げる（上顔面筋）などの動作を支配する。このため、顔面神経麻痺では、患側で眼裂（瞼裂ともいう）が広くなり、鼻唇溝が浅く、口角が下がり、健側に引っ張られる（図❶）。額のしわが寄らない場合は、「末梢性」顔面神経麻痺と判断する。とくに、水疱瘡の原因である帯状疱疹ウイルスの活性化で起きる、ラムゼー・ハント症候群では、耳痛、聴力低下、舌前2/3の味覚障害を伴いうるので、よく知られている。

咽頭の運動麻痺　迷走神経（第Ⅹ脳神経）麻痺では、咽頭と喉頭に麻痺が生じる。口蓋帆と声帯の麻痺は、脱落症状として現われるため、「健側に引っ張られる」所見として診られる（図❷）。図❷のように、麻痺側では口蓋帆挙筋が麻痺し、口蓋帆が下がり、口蓋垂も挙がらない。声帯も閉鎖しない。また、咽頭の後壁での運動麻痺では、「カーテン徴候」が有名である。この現象は、舌圧子で患者の舌を軽く抑え、患者に「アー」と言っていただき観察する。上咽頭収縮筋が麻痺していると、「アー」と言うときに、咽頭後壁の粘膜が健側に引っぱられる現象で、あたかもカーテンを引くようにみえることに由来する。

舌の運動麻痺　舌の筋肉は、舌下神経（第Ⅻ脳神経）により支配されており、舌骨舌筋、オトガイ舌筋、茎突舌筋、舌体の諸筋に神経枝を送っている。舌下神経が麻痺すると、急性期には舌を突き出していただくと、オトガイ舌筋が健側優位になるため、患側に引っ張られ、舌の先は麻痺側を指す。慢性化すると、麻痺側の舌がやせる。

（石川欽也）

- 正常の口蓋帆と声帯

- 左迷走神経麻痺の際の口蓋帆と声帯

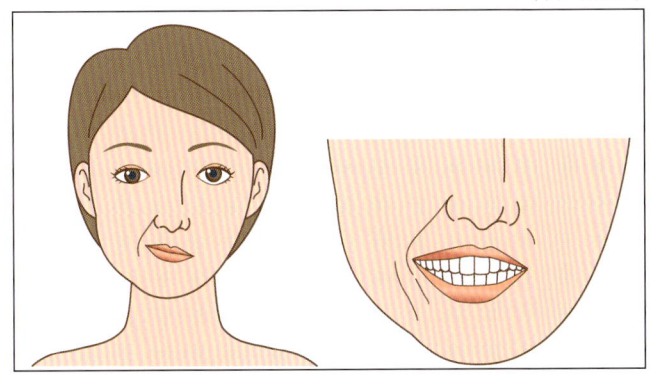

図❶　左末梢性顔面神経麻痺：障害側の鼻唇溝が浅く、消失することもある。障害側の口角が下がり、健側に引っぱられる。瞼裂は開大する。「イー」と言わせて歯をむきださせると、口角は健側に引っぱられる。障害側の開口は不十分となり、左鼻唇溝の浅いことがわかる

（図❶は『ベッドサイドの神経の診かた』：田崎義昭．他著．南山堂．より引用改変）

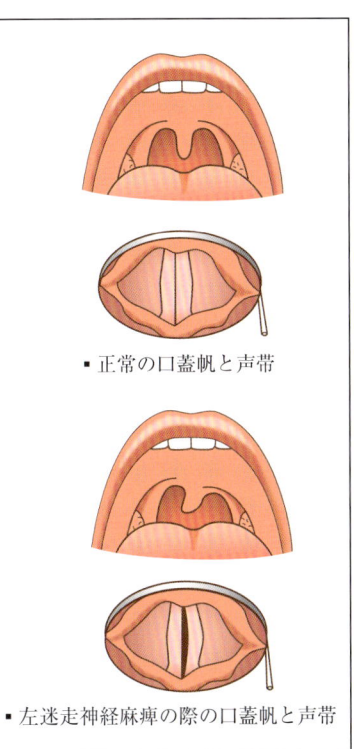

図❷　口蓋帆と声帯：正常（上）と麻痺（下）

（図❷は『解剖学アトラス』：越智淳三．訳．文光堂．より引用改変）

神経麻痺（運動・知覚）

形成外科の立場から

顔面神経が切断されたり部分的に欠損したりして生じた顔面神経麻痺は、神経縫合あるいは神経移植によって比較的単純に修復が可能であるが、形成外科で取り扱うのは主として表情筋に不可逆的な障害がある非回復性の場合である。

新鮮例に対する治療

非回復性の麻痺で新鮮例というのは、脳内病変や広範な損傷による顔面神経障害で中枢部に健常な顔面神経断端が求められない場合である。こうした新鮮例に対しては顔面表情筋に機能を回復させるような治療が第一選択となる。

舌下神経―顔面神経吻合術

患側の顔面神経の末梢側断端と、舌下神経とを縫合する方法である。舌下神経の運動源としての再生能力は大きく、顔面表情筋にかなりの機能回復が得られる。舌下神経の機能障害が懸念されるが、端側型神経縫合が用いられるようになってからはあまり問題とされなくなった。ただし、表情筋を動かすための舌の運動と健側の表情筋運動とを意識的に連動させる訓練が必要である。

顔面交差神経移植術

健側の顔面神経の枝と患側の顔面神経の枝との間を神経移植（腓腹神経を利用することが多い）によって連絡させる方法で、患側の顔面の動きが健側の動きと無意識裏に連動する点で非常に優れている。しかし、長い神経移植を必要とするため麻痺発症後早期（できれば6ヵ月以内）に行う必要がある。

陳旧例に対する術式

陳旧例とは、麻痺発症後2年以上経たものがこれに相当すると思われるが、明確な基準はまだない。陳旧例では、本来の顔面表情筋の機能回復が望めないので、治療は個々の症状に対する対症療法の形をとる。

眉毛・上眼瞼下垂の治療

もっとも簡便な方法としては、眉毛上部や上眼瞼の皮膚を切除する方法がある。ただし、眉毛上部の手術瘢痕はやや目立つのが難点であり、そのため筋膜あるいは糸を用いたり、内視鏡を用いたりする術式も行われる。

閉瞼不全の治療

上眼瞼荷重術 lid loading

金製の板（重さ1～2g、15×5mm程度）を上眼瞼皮下の瞼板前面に埋め込み、その重さによって眼瞼を閉じる方法である。完全な閉瞼状態までは得られないことが問題点であるが、患者が術直後からすぐに閉瞼できるようになる点で優れている。

側頭筋移行術

側頭筋の一部を有茎筋弁として外眼角部まで移行し、その先端に側頭筋筋膜を付着させ、その筋膜を縦に二分して上眼瞼と下

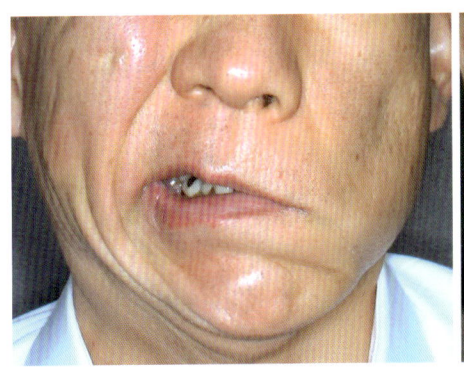

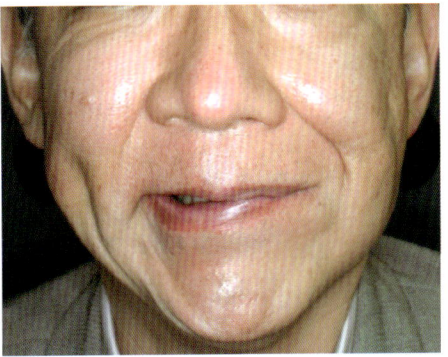

図❶　症例。54歳、男性。脳腫瘍術後の左完全顔面神経麻痺。左：術前。右：遊離広背筋移植後2年。

眼瞼の皮下に通し、末端部は内眼角靱帯に固定する。患者は歯を噛みしめる動作によって閉瞼できるようになる。確実な閉瞼が可能となる反面、慣れるまでにやや時間がかかる。機能的には上眼瞼荷重術より効果的な方法である。

口角下垂の治療

単に皮膚切除を行う術式や筋膜あるいは人工材料による吊り上げ術は、口角下垂に対してはほとんど効果がない。筋肉を使用した動的再建が必要である。

側頭筋移行術

側頭筋を下方を茎として翻転し、その先端に口角部まで届くような筋膜を付着させ、口角部の吊り上げを行う術式や筋突起を含めて側頭筋の付着部を前方に移行し、口角を吊り上げる術式がある。しかし、三叉神経支配であるため健側の表情筋の運動と連動しないという難点がある。両側麻痺などで次に述べる筋肉移植を施行できない例に対して適応がある。

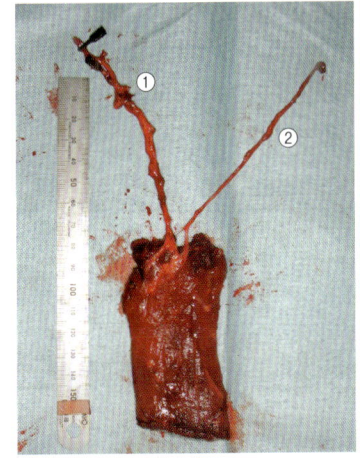

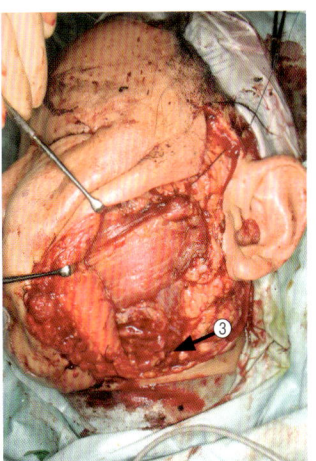

図❷　症例の術中写真。左：採取した広背筋（①胸背動静脈、②胸背神経）　右：頬部への移植直後（③血管吻合部）

血管柄付遊離筋肉移植術（図❶❷）

頬骨弓部と鼻唇溝・口角部の間に筋肉を移植し、頬骨弓部を支点にして口角部を引上げる方法である。筋肉としては薄筋、広背筋を用いるのが一般的である。血行を温存したまま筋肉を移植するために顕微鏡視野下に筋肉の栄養血管と顔面動静脈あるいは側頭動静脈とを吻合する。移植筋の運動神経と縫合する移植床の運動神経としては、顔面神経、咬筋神経などが用いられる。移植後4ヵ月から1年の間に移植筋は収縮を始め、その後約10ヵ月で安定化する。

（上田和毅）

顎運動障害

顎運動障害を生じる疾患は多数あり、障害のなかでは開口障害が多い。惹起する疾患は感染性、痙攣性、外傷性、腫瘍性、その他として放射線治療後などがある。また、開口障害以外に閉口障害や下顎の不規則な運動を示す疾患も存在する。歯科では顎関節症の頻度が高い（顎関節症は別項を参照）が、本項では、開口障害を中心に述べる。

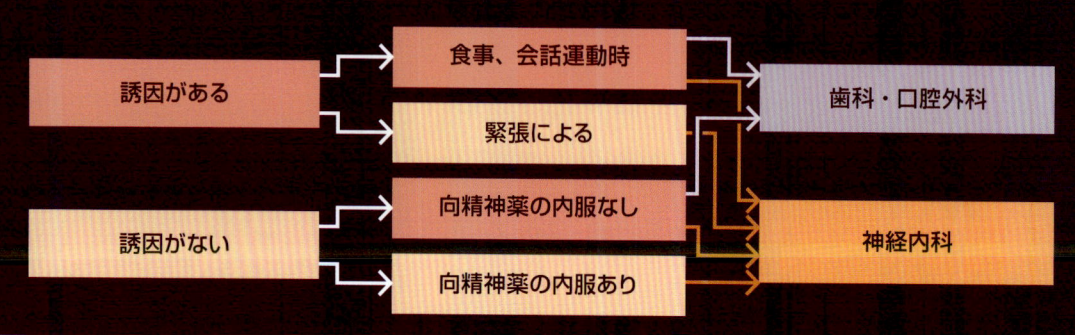

```
誘因がある ─┬─→ 食事、会話運動時 ─┐
            └─→ 緊張による       ─┼─→ 歯科・口腔外科
誘因がない ─┬─→ 向精神薬の内服なし ─┤
            └─→ 向精神薬の内服あり ─┴─→ 神経内科
```

　開口障害の程度は上下顎前歯切縁間の距離で表現することが多く、28 mm程度以上開いていれば一般的咀嚼運動は可能である。
　開口障害の原因となる疾患は以下のものがあげられる。
①顎関節固有の疾患（顎関節症以外）：顎関節強直症
②痙攣性疾患：破傷風（感染症）
③顎口腔周囲の歯性感染症、化膿性炎：放線菌症、顎炎・口底蜂巣織炎
④外傷性：顎関節突起部骨折、頬骨弓骨折
⑤腫瘍性：関節頭部良性腫瘍、口腔がん・上顎がんの進展
⑥瘢痕性：外傷性・炎症性・腫瘍性・医原性の瘢痕拘縮

疾患の概要と対応

顎関節強直症

　側頭骨と下顎頭との関節包内病変による癒着。線維性癒着では開口の制限が、骨性強直症では関節が固定され開口障害が生じる。
　次のような原因が考えられる。
①感染：下顎骨骨髄炎などの顎関節周囲炎や中耳炎からの波及が多く、ときに敗血症からの血行性の感染もある。まれに慢性関節リウマチによる炎症もある。
②外傷：もっとも多い。鉗子分娩による出生時の顎関節の損傷、転倒や事故による顎関節突起骨折による。
③その他：顎関節部の腫瘍がある。
　感染性や外傷によるものは乳児期や幼児期に発生すると症状が把握されにくく、成長とともに顎の発育障害と開口障害が現われ鳥貌（バード・フェイス）が目立つようになり発見される。早期に生じたものほど顎の発育が障害されやすい。
　関節リウマチにより顎関節に症状が生じた場合は、医科での対応が必要となる。進行すると顎関節にもX線撮影で骨破壊像がみられるようになる。通常両側性で関節頭が平坦化するか中央が陥凹する。リウマチの既往がない場合は血液検査によりRF（リウマトイド因子）を確認する。最近では、骨破壊は比較的早期から起こることが判明しており、抗リウマチ薬の投与が積極的に行われる。進行した骨破壊がある場合は、全身の関節では、関節の機能を再建するために人工関

節置換術や、リウマチの病勢をコントロールするために関節滑膜切除術などが行われる。

破傷風
　破傷風菌（Clostridium tetani）による感染症。三種混合ワクチンによる予防が行われているので日本では頻度は低い。破傷風菌は土壌中に芽胞として存在し創傷部から組織内に侵入した後、組織内の壊死物質や異物の存在下で発芽し栄養型となる。外毒素テタノスパスミンを産生する。これは抗体の非存在下で血行性あるいは運動ニューロンにそって脊髄に到達する結果、神経伝達物質の遊離を阻害するので求心性の刺激に対する反射が増強し、筋肉の強直と痙攣が起こる。消化管手術や産後、口腔外科領域感染症の合併症として発症する場合がある。発症2週間以内に創傷歴がないかどうか問診する。とくに土壌のある場所での創傷歴は、四肢でなく顔面でも、疑う必要がある。不潔な場所での創傷では、発症前にワクチン接種がよく行われる。

放線菌症
　口腔常在菌である Actinomyces israeli と化膿菌の混合感染によって生じると考えられている。下顎体や下顎角に好発する。多発性膿瘍を形成し、膿瘍の周囲には肉芽組織が増生し、さらに線維化し、板状硬結を呈する。そのために強い開口障害が生じる。
　病理組織学的には、膿瘍腔内に放線菌塊が存在し、菌塊の周辺部には棍棒体がみられる。また膿瘍周辺部には、肉芽組織の増殖があり、リンパ球、形質細胞などの浸潤がみられる。さらに肉芽組織の周辺は線維化が強く進行していることが多く、板状硬結の原因となっている。

顎炎・顎周囲炎・口底蜂巣織炎
　う蝕や歯周病からの歯性感染症が、歯槽部から骨体、さらに顎周囲に波及すると、咀嚼筋や咀嚼筋隙に感染による腫脹や硬結がおよび開口障害が生じる。開口障害は下顎から発症するものが多い。歯槽骨炎や歯槽膿瘍から下顎骨骨膜炎に、骨膜炎が拡大すると下顎骨周囲炎になり、腫脹が著しいために開口が制限される。舌側に化膿が進展すると口底蜂巣織炎となり舌の挙上と同時にオトガイ下から顎下部の腫脹を来たし、咽頭部へ波及すると気道閉塞も生じる。
　咀嚼筋隙に膿瘍を形成すると、オトガイ下隙膿瘍、顎下隙膿瘍、咬筋下隙膿瘍、翼突下顎隙膿瘍など下顎骨周囲の膿瘍となり、さらに下顎智歯から上方に進展し側頭下隙膿瘍となる場合もある。咀嚼筋隙に膿瘍を形成すると開口障害が生じることが多い。

顎関節突起部骨折、頬骨弓骨折
　関節突起部は下顎骨骨折の好発部位である。転倒や事故によりオトガイ部を強打した結果、介達骨折として生じる。関節突起部の骨折が生じると、疼痛と骨折して脱臼転位した関節頭が下顎の前方運動を機械的に障害して開口障害が生じる場合がある。また関節突起部骨折の後遺症として開口障害が後遺することもある。頬骨骨折の内、頬骨弓が単独で陥没骨折を起こすものが頬骨弓骨折であり、頬骨骨折中では頻度が高い。多くは頬骨弓の中央がM字型に陥没する形になり、陥没した骨片が下顎骨の筋突起の運動を障害するので開口障害や閉口障害が生じる。

関節頭部良性腫瘍、口腔がん・上顎がんの進展
　関節突起部には骨腫などの良性腫瘍が発生することがある。腫瘍が巨大化すると顎運動を障害して開口障害が生じる。また下顎や上顎の悪性腫瘍が後方に進展すると咀嚼筋や顎関節が腫瘍により拘縮し開口が制限されるようになる。

（嶋田　淳）

顎運動障害

歯科・口腔外科での治療対応

　顎関節症以外で開口障害を伴う疾患は医科との連携を必要とするものが多い。本項では、顎関節症以外で歯科において行う治療対応を解説する。

顎関節強直症　観血的処置により治療する。顎関節授動術を行う。線維性癒着や限局した癒着では、線維性癒着切離・円板切除・下顎頭形成術や下顎頭切離術が行われ、広範囲の骨性癒着では骨切除による顎関節授動術が行われる。術後の機能訓練を長期間（6ヵ月程度）実施しないと再癒着が生じやすい。

破傷風　原因のない開口障害が創傷後や術後に発生した場合は、破傷風の初発症状である可能性を検討する。

放線菌症　ペニシリンやセフェム系抗菌薬の投与が有効である。多発性の膿瘍を形成すれば積極的な切開と排膿処置を行う。板状硬結は切開と排膿、罨法等を積極的に行わないと難治である（図❶）。

顎炎・顎周囲炎・口底蜂巣織炎　X線写真などから原因歯の特定を行う。抗菌薬の投与を開始し、原因歯の治療が可能ならその歯科的処置を行うが、多くは膿瘍の処置を優先する（図❷❸）。積極的な切開排膿処置とドレナージが必要で、骨体部周囲に生じた骨膜下膿瘍以外は口腔外からの切開を行うことが多い。温罨法や開口訓練も必要である。気道閉塞の危険があれば気管切開等の気道管理を行わないと死に至ることがある。

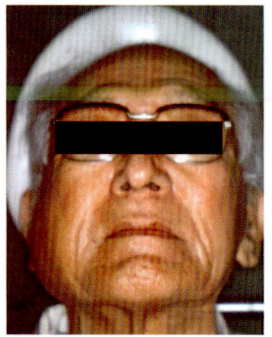

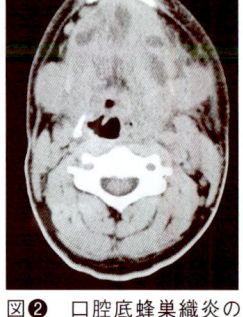

顎関節突起部骨折、頬骨弓骨折　関節突起部骨折は高位の関節包内骨折では観血的整復が困難であり、通常は顎間固定と固定解除後の開口訓練が行われる。低位関節突起部骨折では観血的整復固定術が適用される（図❹❺）。

関節頭部良性腫瘍、口腔癌・上顎癌の進展　関節突起部の骨腫は、手術的に切除する。同時に関節窩と関節頭の形成術と関節円板の置換を行う場合もある。進展した悪性腫瘍では、対症療法を行う。

（嶋田　淳）

図❶　右下顎智歯の抜歯を契機に発症した放線菌症。咬筋部の板状硬結と腫脹がみられる。発熱や疼痛などの症状は激しくない

図❷　口腔底蜂巣織炎のCT像。口腔底の組織隙に多発性胞巣状の膿瘍形成をみる

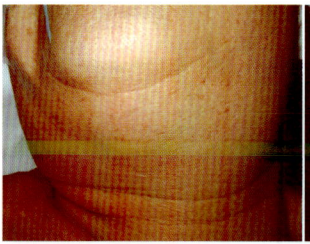

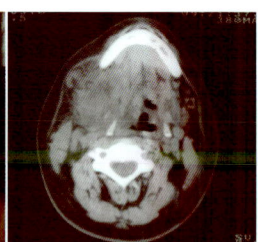

図❸　左下顎智歯周囲炎から発症した顎周囲炎。頸部、顎下部からオトガイ下部さらに反対側の顎下部まで腫脹が著しい。右は同症例のCT像。顎下部他の咀嚼筋隙に膿汁の貯留があり、咽頭隙は狭窄しており嚥下障害や呼吸困難が生じていることがわかる

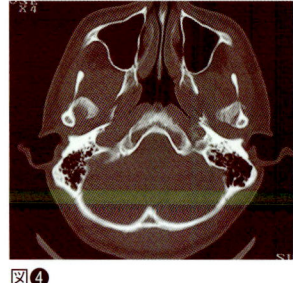

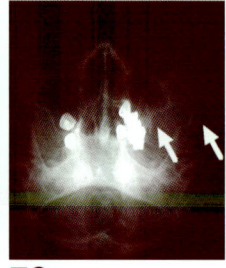

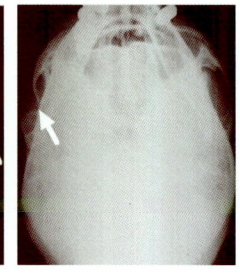

図❹　両側関節突起部骨折のCT像。関節頭の内側頭が縦骨折により遊離し前内方に転位して関節頭の前方運動を障害している
図❺　頬骨弓のM字型陥没骨折のX線像
左：Water's法
右：頬骨弓軸位

神経内科での治療対応

　いわゆる顎関節症として生じる状態は、先の『顎関節症』の項で詳細に記載されており、ご参照いただきたい。顎関節に異常をきたす他の状態と医科で診察する病態としては、以下の項目が代表的なものである。

①オーラルジスキネジア（oral dyskinesia）：口や舌、頬に生じる、比較的ゆっくりした動きで、oro-bucco-lingual dyskinesia ともいわれる。一般的な動きは、口は「噛むような（chewing）」動きで、通常同一の動きを繰り返すことが多く、舌は口腔内でねじれたり、口の外に突き出したり、さまざまである。また、rabbit mouth といわれる、速く小さく何度も開口する動きで、いかにも兎の口のようにみえる動きも該当する。

　老人にみられることや、神経伝達物質ドーパミンの慢性的な低下・遮断状態で生じると言われており、したがって、向精神病薬を長く服用している患者にもみられ、遅発性ジスキネジア（tardive dyskinesia）とも呼ばれる。向精神病薬の減量やドーパミンの少量投与や、ベンゾジアゼピン系薬剤投与などを行う。

②ジストニア（dystonia）：ジスキネジアと違い、一般的にジストニアは「姿勢の異常」と解釈される。首を持続的に捻じるような「斜頸」もその1つである。口を開いたまま、偏倚した状態もジストニアと診断できる。

③振戦（tremor）：「振え」である。下顎や口唇が繰り返し、規則的に反復運動する。じっと安静にしていても1秒間に3～4回程度（3-4Hz）の比較的ゆっくりした速さで繰り返す、安静時振戦がパーキンソン病での振戦の特徴である。一方、何らかの動作に伴って振え出し、やや速い（5-15Hz）振戦は、基本的には本態性振戦などでみられる。

④痙攣（攣縮）：スパズムともいわれ、発作性に起こる筋の収縮である。てんかん発作は、通常大脳皮質の障害（神経活動電位の異常発火）による全身性痙攣を示し、「眼瞼痙攣」（blepharospasm）は眼輪筋、すなわち他覚的には瞼の痙攣としてみられる。半側の顔面筋が痙攣する状態を半側顔面痙攣（hemifacial spasm）と呼ぶ。

　また、破傷風では開口障害（trismus）がみられる。

（石川欽也）

顎運動障害

神経内科の立場から

　中枢神経の機能的・器質的異常による咬筋の異常収縮によって、顎運動障害類似の症状を呈することがあり、この代表的なものが咬筋のジストニアと口部ジスキネジアである。

ジストニア

　ジストニアは、「持続的な筋緊張によりしばしば捻転性または反復性の運動や異常な姿勢をきたす病態」のことである。咀嚼筋に生じる場合は、咬筋では不随意な食いしばりが、外側翼突筋では顎の偏位や持続性の開口が生じ、顎関節症と誤診されることがある。この異常な筋緊張は、筋緊張を調節する大脳基底核の異常によって起こるのであり、筋肉そのものには何の異常もない。

特徴

　ジストニアは他の運動異常には認められない3つの特徴（常同性・動作特異性・感覚トリック）を有する。

　常同性とは反復性の運動や異常な姿勢がつねに一定していることである。咬筋のジストニアでの場合は両側性に起こることが多く、自分の意思に関係なく食いしばりが生じ、重症の場合は激しい食いしばりのため歯が脱臼し、まるで目に見えないマイオモニターを装着しているかのように規則的な筋収縮を肉眼で観察することができる。外側翼突筋に生じた場合は、片側の罹患では顎の側方偏位が、両側の罹患では持続的開口や閉口不能が認められる（図❶）。

　動作特異性とは特定の動作を行ったときに症状が出現したり増悪することである。外側翼突筋のジストニアでは、咀嚼や会話など特定の動作を行う際に急に開口し、そのまま閉じられなくなる動作特異性が認められることがある。

　感覚トリックとは、ジストニアが起こっている場所もしくはその周辺に、触るなどの感覚刺激を与えるとジストニアが軽減することである。

原因

　原因となる他疾患を認めないものを本態性ジストニア、他の原因により起こるものを二次性ジストニアと呼ぶ。歯科領域で遭遇するジストニアの多くは薬剤による二次性ジストニアである。原因となる薬剤には抗精神病薬や他のドパミン遮断作用がある薬剤、抗パーキンソン病薬などがある（表❶）。そのため、ジストニアをみた際は、既往歴や服薬歴を問診することが重要である。

症例

患者：53歳、女性
主訴：食いしばりが止まらず、食事ができない
病歴：3年前から、自分の意志とは関係なく強く歯を食いしばってしまうようになっ

表❶　口部ジスキネジアやジストニアの原因となりうるおもな薬

抗精神病薬	ハロペリドール（セレネース®）、スルピリド（ドグマチール®）、リスペリドン（リスパダール®）、塩酸ペロスピロン水和物（ルーラン®）、オランザピン（ジプレキサ®）、アリピプラゾール（エビリファイ®）
抗パーキンソン病薬	メシル酸ペルゴリド（ペルマックス®）、カベルゴリン（カバサール®）、メシル酸ブロモクリプチン（パーロデル®）、塩酸タリペキソール（ドミン®）、塩酸ロピニロール（レキップ®）、塩酸プラミペキソール水和物（ビ・シフロール®）
抗うつ薬	塩酸ミルナシプラン（トレドミン®）、アモキサピン（アモキサン®）
抗てんかん薬	カルバマゼピン（テグレトール®）、フェニトイン（アレビアチン®　ヒダントール®）
その他	チアプリド（グラマリール®）、ドンペリドン（ナウゼリン®）、塩酸メチルフェニデート（リタリン®）

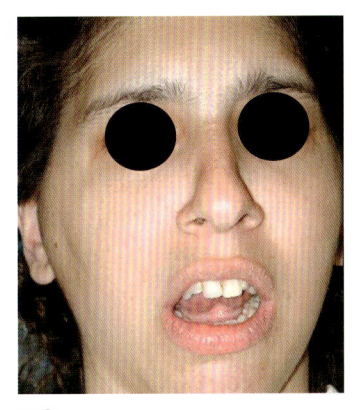

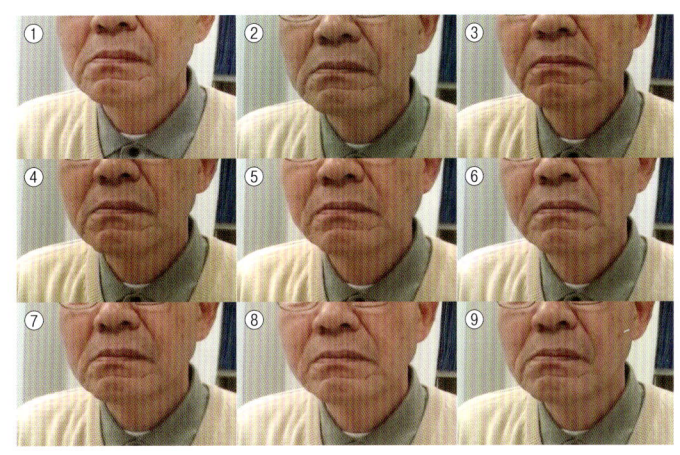

図❶

図❷

た。数軒の歯科医院を受診し、義歯を作り替えたりマウスピースを試してみたが、食いしばりは徐々に悪化。1ヵ月前から食いしばりの強度が増し、瞬間的に5mmほどしか開口できないため食事が摂れなくなり、口腔顔面痛外来を受診。受診時には、まるで目に見えない電気マッサージ器をつけているかのように、咬筋（頬の筋肉）が規則的に収縮しているのが肉眼で確認できるほどになっていた。他院で抗コリン薬、ベンゾジアゼピン等の投与を受けたが改善せず、バルプロ酸ナトリウム（デパケン®）を投与したところ、症状は消失した。

口部ジスキネジア

口部ジスキネジアは舌・口唇を中心とする不随意運動で、つねに咀嚼運動を行っているような、口をもぐもぐと動かしているように見える異常運動である。ジストニアと同様に、抗精神病薬やドパミン遮断作用がある胃腸薬の長期服用で起こることが多く、遅発性ジスキネジアと呼ばれる。

症例

患者：70代、男性

主訴：口がもぞもぞ動く

病歴：数ヵ月前より口がもぞもぞ動くようになったため受診した。来院時のジスキネジアの様子を図❷に示す。服薬歴を確認したところ、数年前からドンペリドン（ナウゼリン®）を服用していた。本人は薬を飲み始めてから数年経過していること、胃薬であることから薬の副作用とは認識しておらず、またこのような副作用が起こりうることについて説明を受けていなかった。

遅発性ジスキネジアは原因薬剤を中止しても持続することが多く、軽快しても再発することもしばしばみられる。本症例もドンペリドンを中止したところ多少は軽減したものの消失せず、種々の投薬を試みたが明らかな効果はなく治療を終了した。

（今井　昇）

筋筋膜痛

咀嚼筋・咀嚼補助筋の筋筋膜痛は、歯科領域では原因不明の上下顎の歯痛、顎骨痛として、隣接領域では、頭痛、肩こりとして自覚されることが多い。これらの症状を呈する歯科疾患、医科疾患との鑑別が重要である。

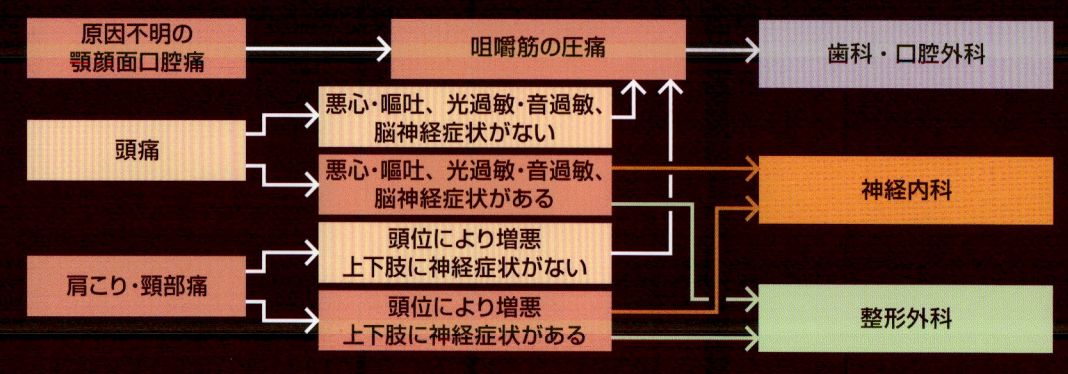

```
原因不明の          →  咀嚼筋の圧痛  →  歯科・口腔外科
顎顔面口腔痛

         →  悪心・嘔吐、光過敏・音過敏、
頭痛          脳神経症状がない
         →  悪心・嘔吐、光過敏・音過敏、  →  神経内科
              脳神経症状がある

         →  頭位により増悪
肩こり・頸部痛   上下肢に神経症状がない
         →  頭位により増悪           →  整形外科
              上下肢に神経症状がある
```

症状・病態

　筋筋膜痛の症状は、重く、鈍い、締め付けられるような、覆いかぶさるような痛みと表わされる。原因筋の機能（筋の伸展や収縮）に伴い疼痛が誘発されるので、しばしば咬合や顎の運動によって疼痛の増悪がみられる。疼痛は午後から増悪することが多いが、夜間のブラキシズムが原因となっている場合は、起床時の疼痛が著しいこともある。

　筋筋膜痛のもつ性質としてとくに重要なことは、関連痛を示すことである。関連痛とは、狭義には原因組織を司る神経の支配領域で、その原因部位とは離れた部位に感じられる疼痛を指すが、広く原因部位と異なる部位に痛みがみられる場合、すなわち異所性疼痛全体を指して用いられることが多い。咀嚼筋や咀嚼補助筋からの関連痛がみられる部位を図❶[1)]に示す。関連痛は、原因不明の歯の痛みを訴える患者においては、最初に疑うべき機序の1つであり、筋筋膜痛は関連痛を生じる病態としては、もっとも頻度が高い。この筋筋膜痛では、筋の血流は増加し、その一方で局所のカリウムやグルタミン酸、セロトニン、ピルビン酸が増加して、末梢における疼痛伝達機構が促進される[2,3)]。

病因・分類

　筋筋膜痛を有する患者では、健康対照に比較して、日中安静時において上下の歯の接触割合が有意に高いこと、すなわち無意識に上下の歯を接触させていることが報告されている[4)]。上下歯の接触時間の増大は、咀嚼筋が収縮を持続することを意味する。実際には強い力で嚙みしめを持

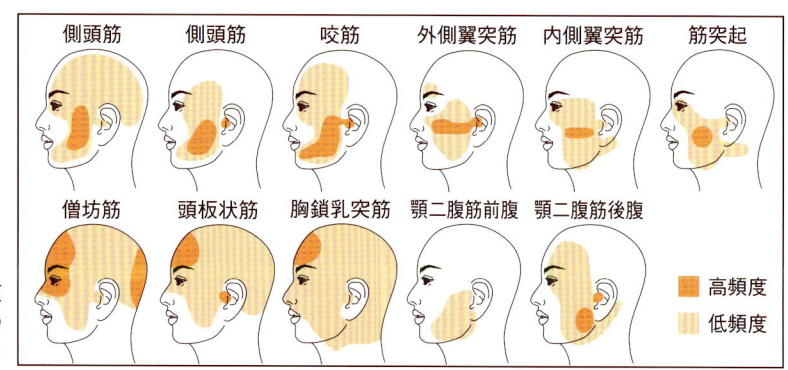

図❶　関連痛の発現部位。原因組織と観察される関連痛の部位（参考文献[1)]より引用改変）

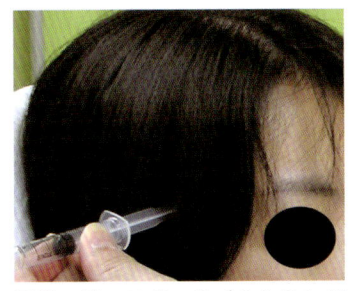

図❷　ディスポーザブルシリンジを用いた触診圧の標準化[7]。ディスポーザブルシリンジを用いれば、標準化された圧での触診が可能である。5→2 mLまで圧縮されたときに疼痛を訴えれば、症状があるとみなす

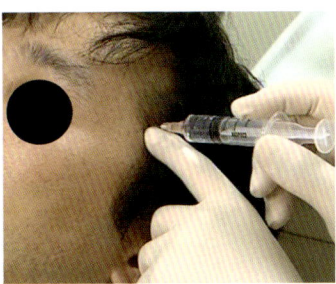

図❸　トリガーポイント注射。十分な触診により、部位を確定したのち、5 mLディスポーザブルシリンジ＋27G皮内針を用いてエピネフリン非含有1％リドカイン0.5 mLを注入する。注入時、放散痛が得られ、注入後に関連痛が著減すれば、正しい部位への注入がなされたことを意味する

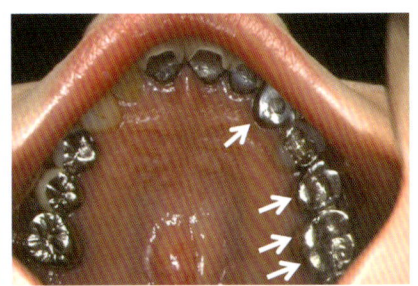

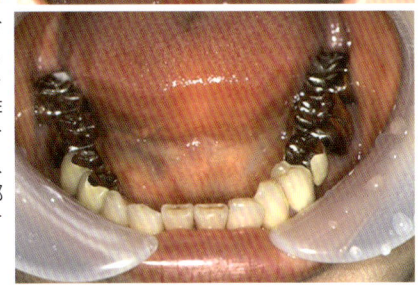

図❹　症例の咬合面観。ブリッジの咬合面に咬耗が認められる

続するのではなく、本人の意識しない程度の弱い力での噛みしめの習慣があり、咀嚼筋の筋疲労が生じると考えられる[4]。咀嚼筋の筋筋膜痛は、いわゆる顎関節症のⅠ型に相当するものであるが、急性の過度の負荷が加わった場合に生じる遅発性筋痛や、筋痙攣、感染などに伴う筋炎とは異なる病態であり、あくまでも慢性的な筋緊張に伴う病態と理解すべきである。

検査

　検査は、もっぱら原因筋の触診による。加えた圧を定量できる圧痛計を用いて筋の圧痛閾値を測定すれば、定量的に評価できるが、特殊な機械を用いなくとも、触診圧を標準化することによっても簡易的に診断は可能である。杉崎らは日本人における咀嚼筋の圧痛におけるカットオフ値を2 kgと報告しており、この値は5 mLのディスポーザブルシリンジを用いて、5 mLの空気を2 mLまで圧縮したときにプランジャーに加わる圧に匹敵する（図❷）。

　触診は左右の示指の先端を用いて行う。原因の筋には、触診で索状帯と呼ばれる帯状のコリコリとした硬結を触れることができる。この索状帯の中央付近にとくに圧痛閾値の低いポイントが存在し、この筋に起因した関連痛が存在する場合には、触診で患者の逃避行動（jumping sign）と関連部位に放散する疼痛を再現できる。このポイントをトリガーポイントと呼び、局所麻酔薬（エピネフリン無添加1％リドカイン0.5 mL）を注入すると、関連痛が消失もしくは著明に軽減することを確認できる（図❸）。

症例

　44歳、女性。|5 の鈍痛を主訴に来院した。左側臼歯部で咬合すると疼痛が増悪するという。X線写真では明らかな骨吸収はなく、当該歯は適切に根充が施されている。打診によって響く感じはあるが明らかな誘発痛はない。触診によって、両側咀嚼筋に圧痛を認め、左側のこめかみの触診により当該歯への放散痛がみられる。口腔内所見としては、左側上下顎臼歯部の補綴物咬合面に咬耗を認めた（図❹）。側頭筋へのトリガーポイント注射により、当該歯の自発痛は消失した。

（今村佳樹）

歯科・口腔外科での治療対応

　咀嚼筋の筋筋膜痛において科学的に有用性が証明されている薬物はきわめて少なく、補助的な役割しかない[5,6]。治療において、中心的役割を果たすのは、生活指導と運動療法であり、成功の鍵は患者の協力の如何にある。協力を得るためには、まず患者自身に、筋筋膜痛の背景には咀嚼筋の疲労があり、その疲労を招く咬合・咀嚼上の悪習慣が存在することを認識させることである。そのためには、まず最初に日記をつけさせる[7]。1日のうちで複数回、不特定の時点において無意識に上下の歯が接触しているか否かを、○×で時間軸の上に記入させる（図❺）。筋筋膜痛を有する患者ではほとんどの場合、上下の歯の接触頻度が高い。次の段階は、患者に対し、上下歯の接触に気づいた時点で安静空隙を保つように咀嚼筋のリラックスを指導する。これで症状が改善する場合はそれでよいが、実際には、患者の努力によって悪習慣の矯正を行うことは困難であることが多い。一方、運動療法は補助療法としての意義が大きく、この併用には科学的根拠が認められている[8]。

　運動療法としては、患者の手指による顎の受動開口と側頭筋の挙上を行う[7]。顎の受動開口の方法は、能動最大開口位において下顎前歯から小臼歯の咬合面上に左右いずれかの示指から環指までを揃えて置き、顎の力を抜きながら下顎を下方へ5秒間牽引し、5秒間弛める。これを10回反復する。次に側頭筋挙上の方法は、左右の示指から小指を、こめかみ（小指）から耳介の上方（示指）にかけてやや爪を立てるようにして指を広げて置き、そのまま側頭筋を吊り上げるように5秒間挙上し、5秒間弛める。これを10回反復する。このストレッチを1日に5セット（起床時、朝食後、昼食後、夕食後、就寝前）行うように指導する（図❻）。顎関節症状がある場合も、関節への負荷が閉口筋の過緊張に基づくことを考えれば、新生物や破壊性病変がある場合と下顎頭の過剰運動がある場合（脱臼、亜脱臼）を除いては、ストレッチの対象と考えている。

（今村佳樹）

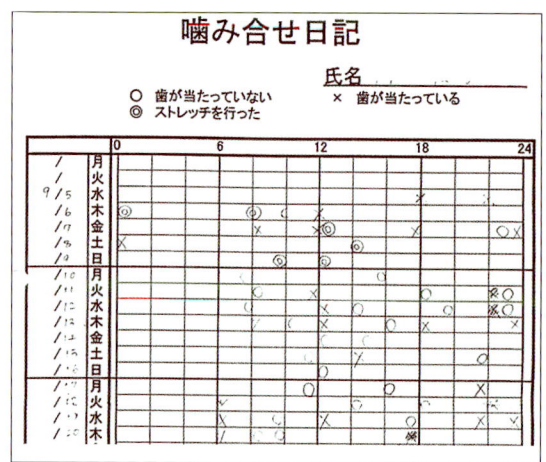

図❺　噛み合わせ日記の記入[7]。無意識の状態での咬合の有無を記入させる。そのためには時間を定めて印をするのではなく、患者自身が思い起こしたときに記入させる。次回来院時にその記録を持参してもらうが、定時的に記入が行われているものは信頼性が低い。1日のことを思い出して、まとめて記入することがないように指導する

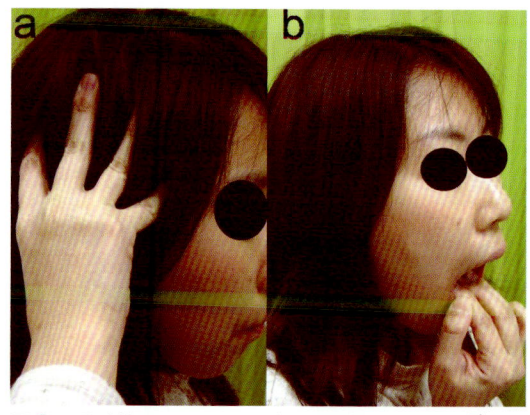

図❻　咀嚼筋のストレッチ（a. 側頭筋　b. 咬筋）[7]。実施方法は本文を参照

神経内科での治療対応

　筋筋膜痛は、筋筋膜痛症候群（myofascial pain syndrome）ともいわれ、Simons DG により 1990 年に提唱、その後その一派らにより普及してきた痛みの概念で、「筋肉あるいは筋膜のトリガーポイントから発生する痛み」と定義される。この 1990 年の診断基準が診断の目安になる。体の一部に限局しており、特に首や肩、腰に起きることが多い。

　これに類似してはいるが、全身に痛みが生じる状態が線維筋痛症候群（fibromyalgia syndrome）である。触診により、11 ヵ所以上に全身の圧痛点があることと、全身性の疼痛があることが、アメリカリウマチ協会（ACR）による 1990 年の診断基準に記されている。また、慢性的な疲労や睡眠障害、過敏性大腸症候群、緊張性頭痛などを伴いやすいことも限局した筋筋膜痛とは異なる。

　治療には三環系抗うつ薬や抗不安薬などが用いられてきたが、最近ではセロトニンの欠乏やトリプトファンからセロトニンに変換される代謝の異常が言われており、SSRI や SNRI が有効とされる報告がある。また、ドーパミン受容体刺激薬（ドーパミンアゴニスト）の一部も有効とされている。また、トリガーポイントが限局した、筋膜筋痛症では、とくにブロックなどの局所療法もいわれている。

　いずれにせよ、筋肉痛はこれらに限らず、筋肉などの軟部組織の疾患や何らかの関連痛として出現する可能性もあるため、慎重な鑑別診断が重要である。

　　　　　　　　　　　　　　　　　　　　　　　　　　　　　　　　（石川欽也）

参考文献

【三叉神経痛】
1）嶋田昌彦：ペインクリニック　歯科麻酔の正しい理解．第1版，口腔保健協会，2008．
2）今村佳樹：疼痛性疾患　歯科麻酔学．第6版，医歯薬出版，東京，2003．
3）嶋田　淳：三叉神経痛　歯科麻酔学．第5版，医歯薬出版，東京，1997．
6）Akimoto H, Nagaoka T, Nariai T, Takada Y, Ohno K, Yoshino N：Preoperative evaluation of neurovascular compression in patients with trigeminal neuralgia by use of three-dimensional reconstruction from two types of high-resolution magnetic resonance imaging. Neurosurgery 51：956-962, 2002.
4）大野喜久郎：三叉神経痛および舌咽神経痛の画像診断と治療．日本歯科麻酔学会雑誌，31：4-10，2003．
5）仲川和彦，青柳　傑，河野能久，大野喜久郎：脳腫瘍による三叉神経痛症例の臨床的検討．No Shinkei Geka, 37：863-871，2009．

【非定型顔面痛】
1）井川雅子，今井　昇，山田和男，OFPを知る－痛みの患者で困ったときに－．クインテッセンス出版，2005．
2）国際頭痛学会　頭痛分類委員会著，日本頭痛学会　国際頭痛分類普及委員会，国際頭痛分類第2版　新訂増補日本語版，医学書院，東京，2007．
3）Marcelo Melis, Silvia Lobo Lobo, Caroline Ceneviz, Khalid Zawawi, Emad Al-Badawi, George Maloney, Atypical Odontalgia: A Review of the Literature, Headache ,43,1060-1074, 2003.
4）ハリソン内科学書16版　日本語訳第2版　福井次矢,黒川　清,日本語版監修　メディカルサイエンスインターナショナル

【舌痛症】
1）Grushka M. Clinical features of burning mouth syndrome. Oral Surg Oral Med Oral Pathol 63（1）：30-36, 1987.
2）Grushka M, Sessle B.Taste dysfunction in burning mouth syndrome. Gerodontics, 4（5）：256-8, 1988.
3）山崎佐保里，他：味覚障害患者217例における症状ならびに治療効果の分析．日本歯科麻酔学会雑誌，33（5）：693-700，2005．
4）鈴木長明：口腔・顎・顔面領域における難治性疼痛に対する治療経験―非定型顔面痛とBurning mouth syndromeについて－．日本歯科麻酔学会雑誌，35（3）：323-329，2007．
5）高橋知子：立効散が有効であった舌痛症の1症例．日本歯科麻酔学会雑誌，35（3）：392-393，2007．
6）Baldessarini RJ：Drugs and the treatment of psychiatric disoeders.(Hardman JG,Et al,eds:Goodman & Gilman,The pharmacological basis of thetapeutics,9th ed.) New York, Mcgraw-Hill, 1996 ,431-455Dellemijin PLI , Fields HL: Do benzodiazepines have a role in chronic pain management? Pain 57:137-152, 1994

【神経麻痺】
1）神野成治，他：歯科治療後の三叉神経麻痺の検討．日歯麻誌，23（3）：466-474，1994．
2）神野成治：口腔領域のペインクリニック；一般臨床医に役立つ麻痺と痛みの対処法－（上）下歯槽神経麻痺を中心に―．日本歯科評論，64（11）：135-144，2004．
3）神野成治：臨床のヒント；歯科領域のやっかいな神経疾患．東京医科歯科大学　歯科東京同窓会報，165：41-55，2009．

【筋筋膜炎】
1）Wright EF. Referred craniofacial pain patterns in patients with temporomandibular disorder. J Am Dent Assoc 2000 ; 131(9) : 1307-1315.
2）Rosendal L, Kristiansen J, Gerdle B, Sogaard K, Peolsson M, Kjaer M, Sorensen J, Larsson B. Increased levels of interstitial potassium but normal levels of muscle IL-6 and LDH in patients with trapezius myalgia. Pain 2005 ; 119(1-3) : 201-209.
3）Larsson B, Rosendal L, Kristiansen J, Sjogaard G, Sogaard K, Ghafouri B, Abdiu A, Kjaer M, Gerdle B. Responses of algesic and metabolic substances to 8 h of repetitive manual work in myalgic human trapezius muscle. Pain 2008 ; 140(3) : 479-490.
4）Glaros AG, Williams K, Lausten L, Friesen LR. Tooth contact in patients with temporomandibular disorders. Cranio 2005 ; 23(3) : 188-193.
5）List T, Axelsson S, Leijon G. Pharmacologic interventions in the treatment of temporomandibular disorders, atypical facial pain, and burning mouth syndrome. A qualitative systematic review. J Orofac Pain 2003 ; 17(4) : 301-310.
6）Forssell H, Kalso E. Application of principles of evidence-based medicine to occlusal treatment for temporomandibular disorders: are there lessons to be learned? J Orofac Pain 2004 ; 18(1) : 9-22; discussion 23-32.
7）今村佳樹：歯科領域におけるペイン治療の臨床．日歯生涯研修ライブラリー（DVD）2007, 2008．
8）Turp JC, Jokstad A, Motschall E, Schindler HJ, Windecker-Getaz I, Ettlin DA. Is there a superiority of multimodal as opposed to simple therapy in patients with temporomandibular disorders? A qualitative systematic review of the literature. Clin Oral Implants Res 2007 ; 18 Suppl 3 : 138-150.

郵便はがき

料金受取人払郵便

神田支店
承認
657

差出有効期間
平成23年2月
28日まで
切手不要

１０１-８７９１

516

(受取人)
東京都千代田区神田錦町1-14-13
錦町デンタルビル

㈱デンタルダイヤモンド社

愛読者係 行

フリガナ お名前	年齢　　歳
ご住所	〒　－ ☎　－　－
ご職業	1.歯科医師(開業・勤務)医院名(　　　　　　　　　　) 2.研究者　研究機関名(　　　　　　　　　　　　　　) 3.学生　在校名(　　　　　　　　　) 4.歯科技工士 5.歯科衛生士　6.歯科企業(　　　　　　　　　　　)

取得した個人情報は、弊社出版物の企画の参考と出版情報のご案内のみに利用させていただきます。

愛読者カード

この疾患
〔書　名〕　**医科で診る？歯科で診る？**

●**本書の発行を何でお知りになりましたか**
　1．広告（新聞・雑誌）　紙（誌）名（　　　　　　　　　　）2．DM
　3．歯科商店の紹介　4．小社目録・パンフレット
　5．小社ホームページ　6．その他（　　　　　　　　）

●**ご購入先**
　1．歯科商店　2．書店・大学売店
　3．その他（　　　　　　　　　　）

●**ご購読の定期雑誌**
　1．デンタルダイヤモンド　　2．歯界展望　3．日本歯科評論
　4．ザ・クインテッセンス　　5．その他（　　　　　　　　　　）

●**本書へのご意見、ご感想をお聞かせください**

●**今後、どのような内容の出版を希望しますか**
　（執筆して欲しい著者名も記してください）

新刊情報のメールマガジン配信を希望の方は下記「□」にチェックの上、メールアドレス（PCのみ、携帯不可）をご記入下さい。

　　　　　　　　□希望する　　　□希望しない

E-mail:

| 編 | 業 |

歯科で診る？
皮膚科で診る？

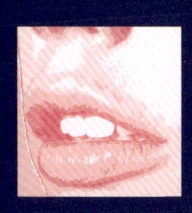

扁平苔癬

口腔内に発症する扁平苔癬の臨床症状は多彩で、白色の網状、びらん状、萎縮状に大別される。口腔粘膜の他、外陰部粘膜、皮膚など皮膚科領域の部位にも生じる場合があるので、その際には皮膚科へ受診させる。自然治癒しにくい難治性粘膜疾患であるが、ごくまれに癌化するとの報告があるので長期観察が必要である。

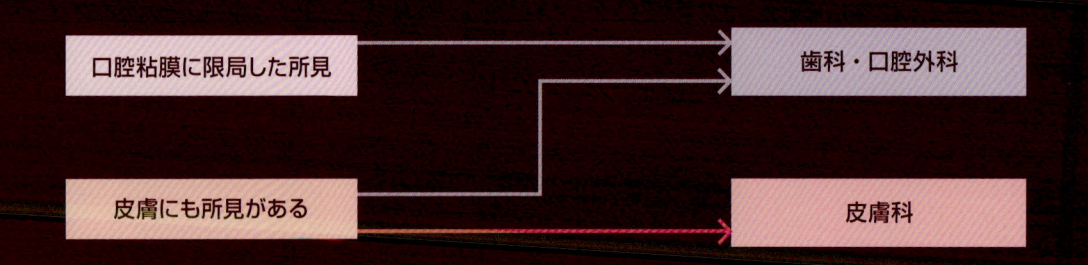

```
口腔粘膜に限局した所見 ──┐
                          ├──→ 歯科・口腔外科
皮膚にも所見がある ────┘──→ 皮膚科
```

歯科・口腔外科での治療対応

症状・病態
口腔内に限局する場合、自覚症状は80％以上に認められ、口腔粘膜の灼熱感および接触痛を訴える。口腔全体に発現するが、好発部位は両側の頰粘膜で、40歳以上の女性に多くみられる慢性炎症性角化病変である（図❶）。

鑑別診断
白板症、紅板症、早期口腔がん、多形滲出性紅斑、尋常性天疱瘡、粘膜類天疱瘡、口腔カンジダ症など。

検査
病理組織検査：確定診断は病変の一部を切除し病理組織検査を行う。末梢血検査、抗体検査、尿検査を行う。歯科金属アレルギーを疑う場合は、問診と口腔内歯科用金属の有無、顎再建の金属プレート、ビスの埋入を確認する。パッチテスト、リンパ球幼若化試験を行う。

原因検索
明らかな原因は不明であるが、口腔内に限局している場合は薬物や歯科金属のアレルギー、ストレス、細菌やウイルスの感染などが考えられる。問診により検索する。

病因に対する治療
金属パッチテストと口腔内金属が一致した場合は該当する金属を除去し、経過を観察する。自己免疫疾患に伴う症状も考える。ストレスは患者が自覚していない場合もあるので問診にて聴取し、原因と考えられるストレスの除去に努める。

薬物療法
口腔粘膜の病変に対しては、ステロイドが含まれている口腔粘膜用貼付薬（ケナログ®）、デキサルチン軟膏®、サルコート®などが有効である。難治性の場合は皮膚外用の免疫抑制薬のシクロスポリンやタクロリムス（プロトピック®）の応用も行われている。

（山根源之）

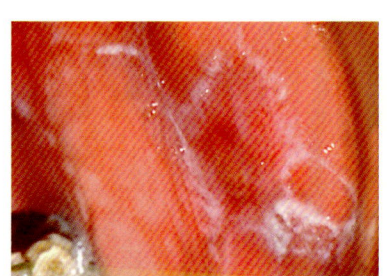

図❶　頰粘膜に本疾患特有の白色網状および線状の病変がみられる

皮膚科での治療対応

症状・病態
皮膚にも所見がある場合
　皮疹の分布の確認：典型的なスレート色の皮疹の他（図❷）、症例により非常に多彩な皮膚症状が生じ、環状、帯状、色素沈着型など特殊な病型も報告されている。また、皮疹の部位も頭皮から爪、陰部（図❸）、足趾まで及ぶ。患者も気づかない場合があるので、全身くまなく診察する。とくに陰部に好発するので注意が必要である。そのうえで皮疹の性状、分布を把握する。

検査
皮膚生検の施行
　確定診断するために、扁平苔癬が疑われる場合は皮膚生検を行う。通常は、病変部と健常部の境界部を紡錘形に切除して、検体を病理検査に提出する。この検査は、たとえ歯科・口腔外科で口腔粘膜疹の確定診断がついていても行う。

原因検索
　扁平苔癬の原因として薬剤、現像液、金属アレルギー、C型肝炎、自己免疫疾患（SLEなど）、Graft versus Host Diseaseなどがあげられる。口腔内に限局している場合に比べ、上述の原因が発見される可能性が高い。これらの病因を念頭において、問診、身体の理学的所見、末梢血・生化学検査・検尿などの一般検査の他、パッチテスト、薬剤刺激リンパ球試験、HCV抗体、各種自己抗体の検索を行う。

病因に対する治療
　可能な限り、原因あるいは原因の疑いを除去する。薬剤が原因の可能性がある場合、処方医に連絡して、可能な限り中止ないし別系統の薬剤に変更してもらう。ただし、薬物除去や歯科金属除去では効果の発現に1ヵ月以上かかるので注意が必要である。また、病因としてC型肝炎や自己免疫疾患が関与している場合、扁平苔癬の治療は原疾患に影響を及ぼすため、その治療にあたっている主治医（内科医など）とさらなる連携をとる必要がある。

薬物療法
　全身療法として、通常は抗アレルギー薬やセファランチン（セファランチン錠®）などの内服療法が行われるが、重症例ではステロイドやシクロスポリン（ネオーラル®）などの免疫抑制薬の内服治療が用いられる。局所療法としては、ステロイド外用が有効である。歯科医、皮膚科医が連携して継時的に口腔粘膜疹と皮疹の病勢を評価し、治療が有効か総合的に判断する。

（高橋愼一）

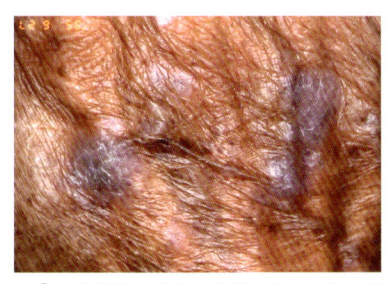

図❷　典型的な皮疹。多形、紫紅色調、扁平な丘疹が多発。丘疹上に白色線条認める

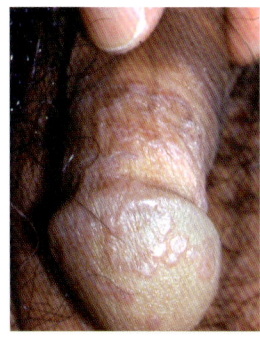

図❸　陰部の皮疹は見逃されやすい

金属アレルギー

金属が原因でアレルギーを発症する場合、口腔粘膜には紅斑、浮腫、小水疱、びらん等が見られ、扁平苔癬の症状を呈するものも多い。皮膚科で掌蹠膿疱症や異汗性湿疹等の診断があれば口腔内に原因となる金属がないか精査するが、口腔内に金属があっても接触性口内炎を起こしていなければ歯科へは直接来院しないことが多いので連携をとる必要がある。

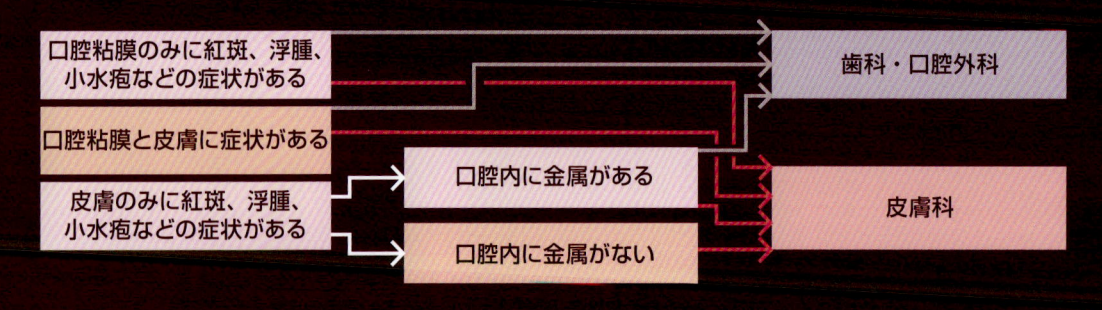

```
口腔粘膜のみに紅斑、浮腫、         ─────────────→   歯科・口腔外科
小水疱などの症状がある

口腔粘膜と皮膚に症状がある  ────────────────┘

皮膚のみに紅斑、浮腫、       ┌→ 口腔内に金属がある ─┘
小水疱などの症状がある       └→ 口腔内に金属がない ──→ 皮膚科
```

歯科・口腔外科での治療対応

症状の発症部位が、①口腔粘膜のみに症状が出る場合、②口腔粘膜と皮膚に症状がある場合、③口腔内に金属があるが症状が皮膚のみの3ケースで、対応が異なる（表❶）。

（山根源之）

表❶ 金属アレルギーの病態と歯科・口腔外科での治療対応

発症部位	症状・病態	検査	病因に対する治療
①口腔粘膜のみ	・口腔粘膜に紅斑、浮腫、小水疱、びらん等。扁平苔癬の症状を呈するものも多い。歯科金属に接する部分の粘膜炎は接触性口内炎といわれ、金属アレルギーの可能性が高い	・金属パッチテストを行い、陽性の金属があれば、口腔内の金属を一部カーボランダムポイントで削去し、金属同定試験を行う。パッチテスト陽性金属が口腔内にある場合は金属アレルギーの可能性が高い	・検査で抗原を疑われた口腔内の金属を除去する。原因と考えられた金属の除去で粘膜炎が消失すれば金属アレルギーと診断。確定診断には原因と考えられた金属を再度口腔内に装着し、粘膜炎が再燃するか確認することであるが、臨床上問題となる
②口腔粘膜と皮膚	・接触性口内炎だけでなく皮膚に皮疹がある場合は、金属イオンが体液を通して体内に取り込まれ、抗原抗体反応を起こしたものと考えられる	・金属アレルギーに関する検査は①の場合と同様であるが、原因金属が皮膚や口腔粘膜の病変に接していない場合、食物中の金属も原因として考慮する。金属アレルギーが疑われた場合、金属除去後に、口腔粘膜と皮膚の症状が消失するか歯科および皮膚科で判定し、金属アレルギーの関与を証明する。ただし、扁平苔癬などの疾患は多因性であるので、そちらに対する検査も行う	・原因と思われる歯科金属を除去し、ニッケル、クロム、コバルトなどの金属では食事制限も行う。ただし、検査の項目で述べたように、扁平苔癬などの多因性の疾患では、他に可能性のある病因があれば、そちらにも対処する。
③皮膚のみ ※ただし口腔内に金属がある場合	・皮膚科で掌蹠膿疱症や異汗性湿疹等の診断があれば、口腔内に原因となる金属がないか精査する。口腔内に金属があっても接触性口内炎を起こしていないので歯科へは直接来院しない。掌蹠膿疱症は掌蹠に無菌性の小膿疱が出現し、緩解増悪をくりかえす疾患だが、特有な骨や関節（胸鎖関節など）の慢性関節炎症状を伴うことが多い	・金属アレルギーに関する検査は①と同様である。ただし掌蹠膿疱症などの皮膚疾患は多因性で、金属アレルギー以外に歯周炎、扁桃炎、副鼻腔炎などの病巣感染なども原因となるので、歯周炎を除くその他の病因については皮膚科で検査してもらう。金属アレルギーの関与が疑われた場合、金属除去し皮疹が消失するか、皮膚科で判定してもらい、金属アレルギーの関与を証明する	・基本的に②と同じであるが、金属アレルギー以外の病因に対する治療は皮膚科に依頼する

図❶ ニッケルを含む金属床義歯に接触した歯槽粘膜に紅斑を認める（左）。右は、金属床の使用を中止して6ヵ月後の同部位。接触性粘膜炎は治癒している

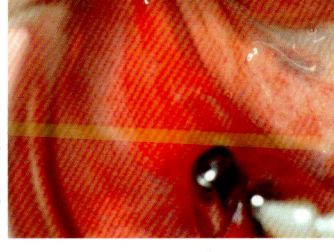

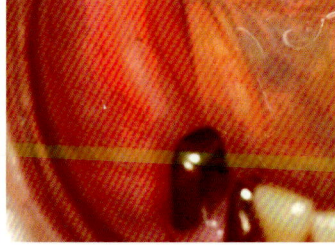

皮膚科での治療対応

金属シリーズパッチテスト

　金属塩は刺激反応が生じやすく、経験のある専門医にパッチテストの評価法の指導を受けた者でないと、判定が困難である。抗原貼付後2日後、3日後、7日後の3点で評価することが重要である。

パッチテスト陽性金属は必ずしも原因とは限らない：問診などで金属との接触歴を明らかにする必要がある。

一部の金属では食物中の金属が原因となる：ニッケル、コバルト、クロムなどはチョコレート、ココア、豆類、香辛料、貝類など一部の食物に多く含有されているので、一定の食事制限を行う必要がある。下記すべての場合において、上記金属では食事制限を考慮する。

金属シリーズパッチテスト陽性の場合

　以下は金属シリーズパッチテストで陽性の場合を想定して記載している。

口腔粘膜に病変が限局している場合：ブリッジや義歯などによる接触粘膜炎や粘膜苔癬などが相当する。パッチテスト陽性金属を担当歯科医に報告する。必要があれば食事制限の指導を行う。

口腔粘膜と皮膚に病変がある場合：粘膜疹を伴う扁平苔癬などが相当する。金属シリーズパッチテストおよび金属分析の結果などをもとに歯科金属除去を考慮する。そのうえで、薬物治療と金属除去後の皮疹・粘膜疹の病勢を判定し、歯科医と連携して有効か否か評価する。ただし、除去効果が出るのに1ヵ月以上かかることに注意する。

皮膚のみに病変があり、口腔内に歯科金属を有さない場合：装飾品などによる接触皮膚炎（図❷）の他、ニッケル、コバルトあるいはクロムによる異汗性湿疹などが相当する。金属の接触に関する問診をとり、接触機会を検索する。接触源が明らかとなれば可能な限り除去する。異汗性湿疹などの場合は、金属の経口摂取が原因の可能性がある。食事制限とともに抗アレルギー剤、ステロイド外用で経過観察する。

皮膚のみに病変があり、口腔内に歯科金属を有する場合：掌蹠膿疱症や異汗性湿疹、貨幣状湿疹（図❸）などが相当する。歯科に依頼して、歯科金属分析をしていただく。

　陽性金属が歯科金属に含まれている場合、歯科医と相談のうえ、原因金属除去を考慮する。皮疹に対する治療および食事制限については上記に示すとおりである。

（高橋愼一）

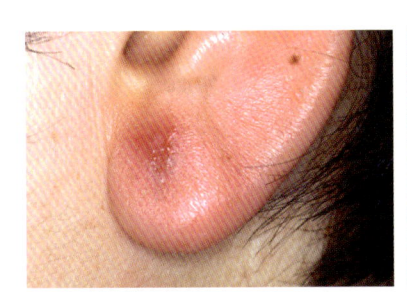

図❷　イヤリングによる皮膚炎

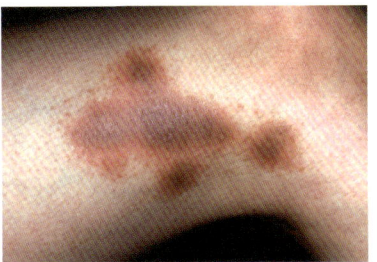

図❸　インジウム含有歯科金属再装着により誘発された貨幣状湿疹（文献3と同一症例）

口内炎

口内炎は、ウイルスや真菌が原因のものから原因不明のものまでさまざまである。一般に多いのが「アフタ」や「アフタ性口内炎」と呼ばれるものである。口内炎以外に口腔外症状がみられる場合は、ベーチェット病などのように、病変の部位によって皮膚科だけでなく、眼科、膠原病内科の受診が必要となる。

```
口腔内に限局する場合 ──────────────→ 歯科・口腔外科

口内炎以外に       ┌→ 口内炎重症の場合 ─→
口腔外症状がみられる場合 ┤                    皮膚科
                   └→ 口内炎軽症の場合 ─→
```

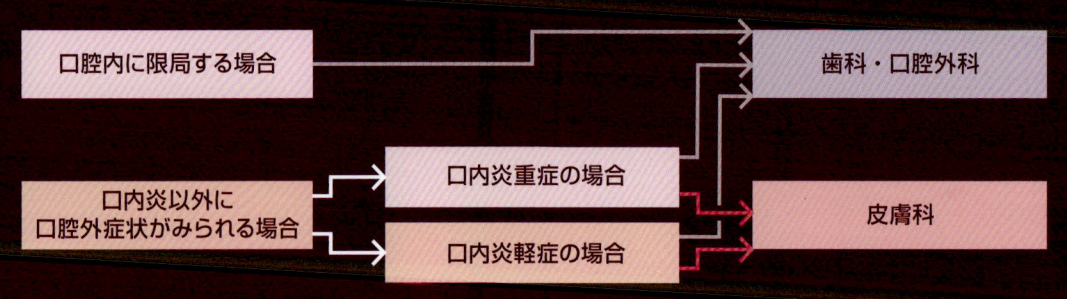

歯科・口腔外科での治療対応

[口腔内に限局する場合]

症状・病態　直径2～10mmの黄白色で円形の小潰瘍で周囲が赤い帯状としてみられる（図❶）。ほとんどが原因不明で、疲労や体調不良、ビタミン不足等が誘因とされている。ホルモンバランスの影響もあり、女性に多い。ウイルス感染症のヘルペスは水疱を形成する。単純疱疹、帯状疱疹があるが、口腔内に限局するのはほとんどが単純疱疹である。

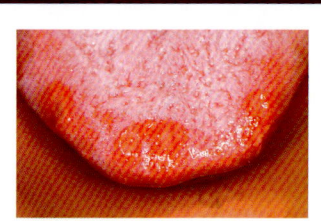

検査　問診や診察で口腔内に限局していることを確認する。再発を繰り返すなら再発性口内炎である。ウイルス性疾患はウイルスの抗体価測定で確認できるが、検査の時期によっては抗体価を測定できない。

病因に対する治療　アフタ性口内炎では疲労回復を図り、体調管理を指導する。病変部にはステロイド含有の口腔粘膜貼付薬（ケナログ®、デキサルチン軟膏®、サルコート®など）を使用する。ウイルス性疾患は初期であれば経口抗ウイルス薬（アシクロビル®、バラシクロビル®、ファムシクロビル®）などとコルチコステロイド薬の併用が効果ある場合が多い。疼痛には非ステロイド性抗炎症薬を使用する。加えて安静と二次感染予防を図る。

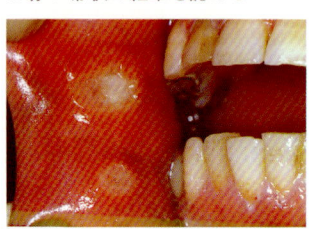

図❶　舌粘膜に数個の黄白色、円形の小潰瘍がみられ、周囲には赤い帯状の紅暈を認める

図❷　ベーチェット病患者の頬粘膜にみられる再発性アフタ

[口内炎以外に口腔外症状がみられる場合]

手足口病　手足口病は口腔粘膜の水疱やアフタ以外に、手掌・手指や足蹠に発疹と水疱がみられる。1週間から10日で自然治癒する。

ベーチェット病　ベーチェット病は、難治性の全身性炎症性疾患である。発症年齢は30歳前後がピークで男性に多い。口腔の再発性アフタ（約90％以上の患者で初発症状：図❷）、皮膚の結節性紅斑、眼の虹彩毛様体炎あるいは網膜ぶどう膜炎、外陰部の潰瘍の4症状が特徴である。眼病変により失明する場合がある。消化器病変、血管病変によって死亡する場合もある。治療は、口内炎については再発性アフタの場合と同様にステロイド含有口腔粘膜貼付薬を使用する。ベーチェット病としての全身的治療としては、ステロイド薬の内服や、血漿交換法や活性酸素除去剤、コルヒチンや免疫抑制剤（シクロフォスファミド、シクロスポリンなど）が用いられている。病変の部位によって皮膚科だけでなく、眼科、膠原病内科の受診が必要となる。

（山根源之）

皮膚科での治療対応

①口内炎以外に口腔外症状がみられる場合（口内炎重症の場合）

口内炎が重症で，皮膚症状など口腔外症状を伴う疾患としては表❶のような疾患が考えられる。ここではベーチェット病およびスティーブンス・ジョンソン症候群（SJSと略す）や中毒性表皮壊死症（TENと略す）を取り上げる。他の疾患群は他項を参照されたい。

[再発性アフタが多発している場合]

ベーチェット病が疑われる。皮膚症状としては，陰部潰瘍，結節性紅斑様皮疹，毛嚢炎様皮疹があげられる。ただし，ベーチェット病では最初から症状がそろわずに，経過中にさまざまな症状が出現する場合があり，注意が必要である。本性が疑われる場合は，眼症状としてのぶどう膜炎の他，腸管ベーチェット，神経ベーチェット，血管ベーチェットのそれぞれの他臓器症状がないか，関連各科と連携をとって検索を進める。検査所見では特異的なものがないのが特徴で，白血球増多，CRP高値が病勢を判定するのに役立つ。治療は，障害臓器により異なる。皮膚・粘膜症状のみの場合，ステロイド外用を主体に，症状の程度により，非ステロイド性抗炎症薬，ヨウ化カリウム，コルヒチンなどを用いる。

他臓器に症状が及ぶ場合は，関連各科と連携をとって治療する。ステロイドやシクロスポリン（ネオーラル®）などの免疫抑制剤の使用を必要とすることが多い。

[滲出性炎症による紅斑，びらん・潰瘍形成する場合]

SJSやTENの可能性が高い。皮膚にも粘膜と同様の水疱，びらん形成を伴う紅斑が多発し，後者ではほぼ全身に皮疹が拡大する（図❷）。通常薬剤が原因の場合が多いが，ウイルス感染などが原因の場合もある。多臓器障害や二次感染症を併発したりして，死亡率が高い重篤な疾患群である。治療は基本的には入院させ，急性期はステロイドの大量投与を行う。症状が強い場合はさらに血漿交換療法，ヒト免疫グロブリン製剤静注療法を併用する。

②口内炎以外に口腔外症状がみられる場合（口内炎軽症の場合）

基本的には重症の場合と変わらないが，重症例と異なり，歯科医との連携は必須ではない。

（高橋愼一）

表❶　重症の口内炎と皮疹を伴うおもな疾患

① ヘルペスウイルス感染症：単純疱疹と帯状疱疹
② 扁平苔癬
③ 自己免疫水疱症：尋常性天疱瘡，粘膜類天疱瘡など
④ ベーチェット病
⑤ スティーブンス・ジョンソン症候群
⑥ 中毒性表皮壊死症

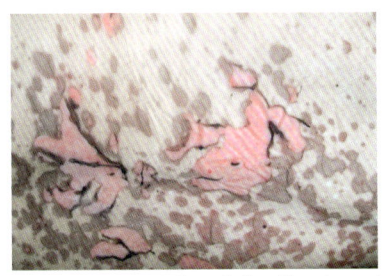

図❷　SJSの臨床像。水疱を伴う紅斑が多発している

クインケ浮腫

突然起こる顔面皮膚や口腔粘膜の限局性浮腫で、血管神経性浮腫と同じ症状を示す。アレルギーや蕁麻疹との関連がいわれているが、原因は明確ではない。顎口腔領域以外の四肢皮膚などに症状がみられる場合もあり、皮膚科の受診が必要である。とくに呼吸困難を起こすような浮腫については、気管挿管や早期に救急部などへ転送しなければならない。

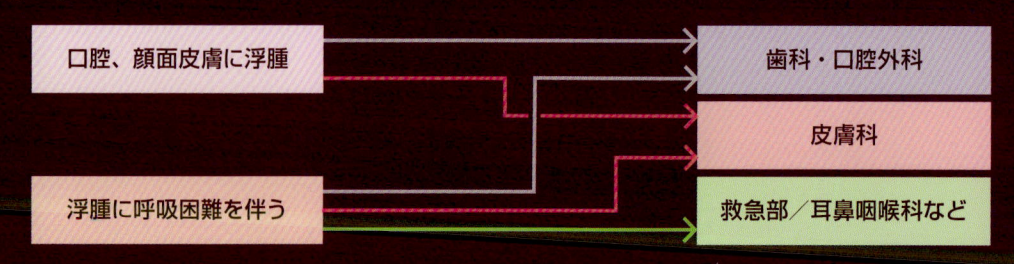

```
口腔、顔面皮膚に浮腫 ─────────→ 歯科・口腔外科
                                     皮膚科
浮腫に呼吸困難を伴う ─────────→ 救急部／耳鼻咽喉科など
```

歯科・口腔外科での治療対応

症状・病態　上唇を中心に眼瞼や頰部の浮腫がみられる（図❶）。浮腫は数分から数時間続き自然に消失するが、2〜3日間続くこともある。顎口腔領域以外の四肢皮膚などにも症状がみられる場合は皮膚科受診が必要となる。また、呼吸困難を起こすような浮腫が起きた場合は、気管挿管を行わなければならないこともあるので早期に救急部などへ転送する。

検査　誘因としてアレルギーが考えられているので、問診にてアレルギーの有無を聞く。

鑑別診断　臨床症状で確認できるが、死亡する可能性がある常染色体優性遺伝による遺伝性血管神経性浮腫との鑑別が重要である。遺伝性血管神経性浮腫は、血液検査で補体第一成分阻止因子（C1-INH）の蛋白量もしくは活性低下が認められる。

病因に対する治療　経過観察を行い浮腫の消失を確認する。アレルギーの関与が考えられる場合は、抗ヒスタミン薬、抗アレルギー薬、ステロイド薬などを投与する。鑑別診断した遺伝性血管神経性浮腫は、補体第一成分阻止因子製剤（ベリナートP®）投与が有効である。

（山根源之）

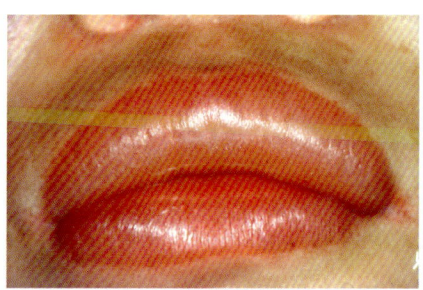

図❶　上唇全体に浮腫性腫脹がみられる

皮膚科での治療対応

処置　口腔、顔面皮膚に浮腫を認める場合：皮膚科、歯科いずれでも対応可能である。ただし、診断困難な例では歯科、皮膚科併診することが望ましい。

原因検索　クインケ浮腫の原因は大きく**表❶**のように分類される。したがって、薬剤服用歴、自己免疫疾患などの基礎疾患や家族歴を問診するとともに、鑑別疾患のため（**図❷**）、C1 inhibitor（C1-INHと略す）活性とC4の測定を行い、低下があればさらにC1qを測定する。

重症化徴候の有無のチェック：皮膚、口唇のみならず、口腔粘膜、舌、喉頭、消化管の浮腫を生じることがある。呼吸困難、腹痛・嘔吐・下痢などの全身症状がないか注意する。これらの症状があれば、入院のうえ対処する。

以下、原因別の対処法を示す。

[薬剤誘発性の場合]

原因薬剤としてはアンギオテンシン転換酵素阻害剤（ACEIと略す）、アンギオテンシンⅡ受容体拮抗薬、消炎鎮痛薬、線溶系酵素、エストロゲン製剤などが報告されているが、とくにACEIによるものが多い。基本的には被疑薬を中止し、症状が軽度であれば、抗ヒスタミン剤、重症の場合、さらにステロイドやアドレナリン（エピネフリン注®）を併用する。

[遺伝性血管性浮腫および後天性C1-INH欠損症]

前者は常染色体優性遺伝のきわめてまれな疾患である。後者は、骨髄腫などのリンパ球増殖性疾患やSLEなどの自己免疫疾患に続発する。粘膜の浮腫が軽度の場合であっても、浮腫の進行により呼吸困難をきたす可能性があるので、原則として入院管理で経過観察する。抗ヒスタミン薬、抗アレルギー薬は無効で、発作時には濃厚C1-INH投与、予防的にはダナゾール（ボンゾール®）やトラネキサム酸（トランサシンカプセル®）を投与する。

[特発性の場合]

大多数の症例はこちらに分類される。抗ヒスタミン薬（抗アレルギー薬含む）の投与で経過観察する。消退まで数日かかることが多い。

[呼吸困難を伴う場合]

至急、耳鼻咽喉科あるいは救急医に依頼して、気道閉塞がないか確認し、必要に応じ、早急に気管内挿管などで気道確保する。原因が薬剤誘発性・特発性およびC1-INH欠損・低下か判定し、上記原因別の対応を行う。

（高橋愼一）

表❶　クインケ浮腫の臨床的分類

1. C1-INHの機能低下
①遺伝性血管性浮腫
②後天性C1-INH欠損症
③Bリンパ球増殖性疾患、自己免疫疾患などに合併
2. 特異的原因による
ACEIなどの薬剤、食物
3. 特発性

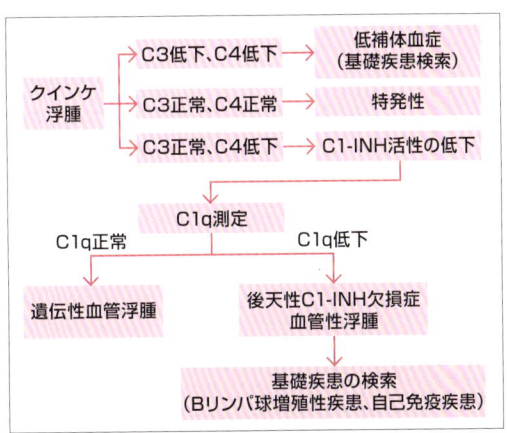

図❷　クインケ浮腫の原因検索のためのフローチャート
（文献3）より引用、一部改変）

カンジダ症

口腔カンジダ症は真菌で発症する。口腔内に限局し免疫不全を伴わない場合は、口腔清掃不良や、汚れた義歯の使用が原因であることが多い。カンジダ症は口腔以外にも症状が現われ、内服薬が適応となるので医科との連携は欠かせられらない。

```
口腔に限局した症状  →  免疫不全を伴わない  →  歯科・口腔外科
                      免疫不全を伴う
口腔と口腔以外に症状 →  免疫不全を伴わない  →  皮膚科
                      免疫不全を伴う      →  内科など
```

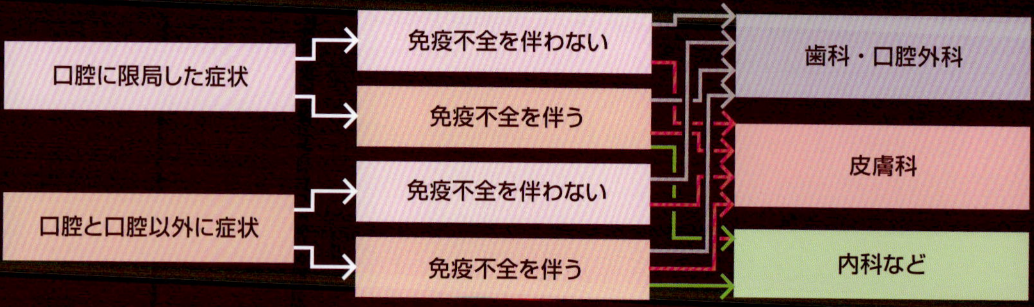

歯科・口腔外科での治療対応

症状・病態　口腔カンジダ症はCandida albicansを中心とする真菌で発症する。口腔内に限局する場合で、免疫不全を伴わない場合はほとんどが口腔清掃不良によるものであったり、汚れた義歯使用による義歯性カンジダ症である（図❶）。

　免疫不全を伴うものはエイズ（HIV感染症）である。HIV感染による免疫低下で発症するもので、後天性免疫不全症候群といわれている。初期から発現することが多く、難治性の口腔カンジダ症と潰瘍、水疱、白斑が多発する（図❷）。いずれも口腔症状はまったく同じである。

　口腔と口腔以外にみられるカンジダ症は気をつけなければならない。もっとも多いのは膣カンジダ症である。深在性カンジダ症として食道カンジダ症がある。カンジダ症は次の4つに分けられる。

　①偽膜性カンジダ症は点状の白苔が帯状に拡大し、易剥離性であり、剥離されると易出血性である。②紅斑性あるいは萎縮性カンジダ症は、義歯性口内炎とも呼ばれ義歯床下粘膜に生じる。多くは無症状であるが、ときに患部の浮腫や疼痛を訴える。③肥厚性カンジダ症は、厚くなった白色偽膜が粘膜表層に固着して粘膜上皮層の肥厚と角化亢進を示す。④カンジダ性口角炎は高齢者に多く、口角部の粘膜と皮膚に亀裂部ができて、カンジダ菌が増殖する。

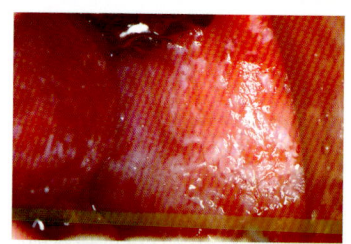

検査　細菌検査でカンジダ菌を確認する。チェアーサイドで行えるファンギフローラY®を用いた直接鏡検法であれば、菌糸の確認が短時間で行える。その他、培養による菌種同定を行う。いずれにしても臨床診断でおおよその診断は得られる。

病因に対する治療

　カンジダ症には抗真菌薬ミコナゾールの局所投与（フロリードゲル経口用®）や内服薬（イトリゾールカプセル®および内用液®）を使用する。肥厚性カンジダ症は外用では無効なので内服薬がよい。口腔清掃や義歯洗浄など口腔衛生状態の改善、原因の除去および体力の回復をはかる。口腔だけでなく口腔以外にもみられるカンジダ症は内服薬が適応であり、エイズではエイズ治療が必要である。

図❶　頬粘膜および舌粘膜に斑状の白色偽膜を認める

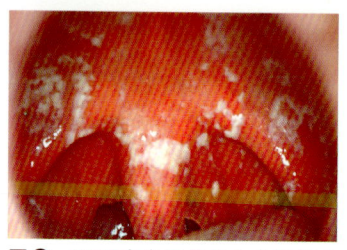

図❷　AIDS患者に見られた口腔カンジダ症で、軟口蓋粘膜全体に斑状の白色病変を認める

（山根源之）

皮膚科での治療対応

診断・処置 カンジダは常在菌として存在する場合があるので、培養検査ではその病原性は評価できない。したがって、病変部の鱗屑をKOH法（図❸）などにより直接鏡検で真菌要素を確認して診断を確定している。

[症状が口腔に限局している場合]

通常の口腔カンジダ症が相当する。口唇・口角や舌、頬粘膜など前方から容易にアプローチできる部位は皮膚科医でも診療できるが、それより奥の部分は歯科医の関与が必要である。また、口腔以外に陰部や間擦部のカンジダ症の好発部位に皮疹は認められないか、問診するとともに、長期臥床患者、免疫不全患者では、可能であれば丁寧に診察する。その際、腋窩、乳房下（図❹）、足底、趾間、趾爪、耳後部、外陰部などは見落としがちとなるので注意する。治療については、イトラコナゾール（イトリゾールカプセル®か、イトリゾール内用液®）などの抗真菌薬の内服か、ミコナゾール（フロリードゲル®）やアムホテリシンB（ファンギゾンシロップ®）などの外用と口腔ケアを行う。

[症状が口腔と口腔以外に認められる場合]

口腔は歯科医が主体となり、皮膚・爪などの病変は皮膚科医が主体となる。皮膚症状については通常、清拭などのスキンケアと抗真菌剤外用が主体となるが、皮疹が広範囲あるいは爪が侵されている場合は抗真菌剤内服治療を考慮する。

[免疫不全について]

口腔に限局する、しないにかかわらず、カンジダ症では基礎疾患の評価が重要である。長期臥床患者、免疫抑制薬・抗癌薬などの薬物療法の患者、糖尿病、膠原病、悪性腫瘍などの免疫不全の患者では発症しやすい。特に若年者で、問診上明らかな基礎疾患がない場合、まずHIV（human immunodeficiency virus）感染を考慮すべきである。特殊例としては、先天性免疫不全疾患である慢性皮膚粘膜カンジダ症があげられる。通常の問診、診察、検査で診断確定して、基礎疾患の治療主体となる臨床科の主治医と連携して治療にあたる。その目的は、第一に基礎疾患を改善させ、できるだけ使用する免疫抑制薬などを減量することによるカンジダ症の改善にある。第二に、イトラコナゾール（イトリゾールカプセル®）などでは、薬物相互作用や肝障害などの副作用があるので、抗真菌薬内服治療を安全に行うことにある。

（高橋愼一）

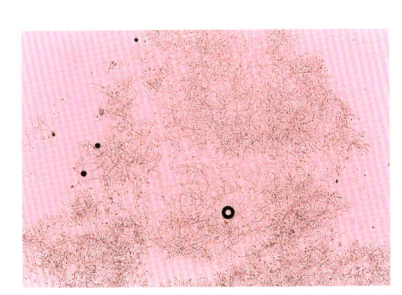

図❸ KOH法による菌糸の検出。菌糸を多数認める

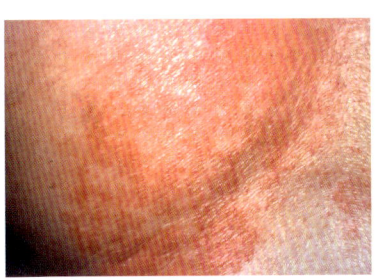

図❹ 前胸部の皮膚カンジダ症。鱗屑を伴う紅斑局面を認める

帯状疱疹

水痘・帯状疱疹ウイルスVZV（varicella zoster virus）の感染である。初感染時には水痘（水疱瘡）を生じるが、ウイルスは体内とくに脳神経、脊髄神経節に潜伏する。後年になり、三叉神経や顔面神経に発現すると激しい疼痛や運動麻痺を起こす。口腔粘膜に先に症状が現われた場合、気づかずに歯科を受診することもあるので、注意を要する。

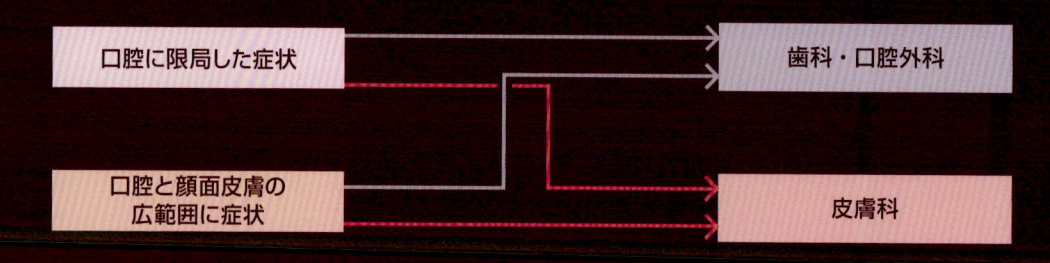

| 口腔に限局した症状 | → | 歯科・口腔外科 |
| 口腔と顔面皮膚の広範囲に症状 | → | 皮膚科 |

歯科・口腔外科での治療対応

症状・病態

口腔粘膜および顔面皮膚に水疱を形成し、破れてびらん、潰瘍を形成する（図❶❷）。顔面皮膚の広範囲な部分や外耳道内にも発現し、ハント症候群という。

検査

ウイルスの抗体価測定で確認できるが、一般歯科では難しい。また、検査の時期によっては抗体価を測定できない。

病因に対する治療

初期であれば経口抗ウイルス薬（アシクロビル、バラシクロビル、ファムシクロビル）などとコルチコステロイド薬の併用により効果がある場合が多い。初期のうちに「抗ウイルス薬」を使用すれば、病悩期間を短縮でき、2週間前後で治癒する。また、疼痛には非ステロイド性抗炎症薬を使用する。加えて、安静と二次感染予防を図る。後遺症として痛み（慢性痛）が長時間続くことがある。体力の低下している場合が多いので、安静と栄養補給に努める。

（山根源之）

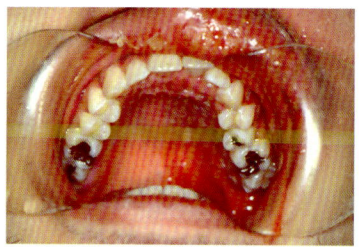

図❶ 口蓋粘膜の左側に小水疱と水疱が破れて形成されたびらんが認められる

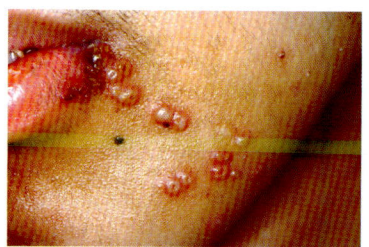

図❷ 左側口角部から皮膚に小水疱が認められる。下顎神経の走行に沿って水疱が形成されている

皮膚科での治療対応

処置　顔面に生じる三叉神経第2枝、3枝領域の帯状疱疹では、皮疹出現前に口腔内に水疱、神経痛が先行し（図❸❹）、歯科医を初診する可能性がある。通常の帯状疱疹はほとんど皮膚科で対処しており、粘膜疹のみの場合でも、治療について皮膚科と相談したほうがよい。急性期であれば、基本的に入院のうえ、抗ウイルス薬点滴療法を行う。

基礎疾患の検索：悪性腫瘍や自己免疫疾患患者およびステロイドなどの免疫低下を生じる薬剤を使用中の患者などに生じる場合がある。このような患者の臨床科の主治医と連携をとり、抗がん剤や免疫抑制剤については一時中止を依頼し、抗ウイルス薬の相互作用や腎障害などの副作用を回避する。また、その他の基礎疾患、とくに腎機能に注意する必要がある。それは、本症で使用されるアシクロビル（ゾビラックス®）は腎排泄型薬剤で、腎機能障害があると血中濃度が高くなり、脳症を起こす危険があるためである。そのような場合はアシクロビル（ゾビラックス®）の使用量を減量する必要がある。

本症の合併症の検索：顔面の帯状疱疹では、髄膜炎・脳炎の合併のほか、角結膜炎、顔面神経などの脳神経麻痺、内耳障害などの合併症を生じることがある。それぞれの対応する診療科に依頼して、できるだけ早期に適切な治療を受けられるようにする。

[皮疹・粘膜疹に対する局所療法]

通常、皮疹・粘膜疹ともに小水疱が多発し、その後、膿疱、血疱、さらには潰瘍を形成する。口腔内については歯科医に依頼し、皮疹に対しては、抗菌薬含有軟膏の外用で経過観察する。

[抗ウイルス剤治療]

急性期では、入院のうえ、アシクロビル（ゾビラックス®）の点滴療法あるいはバラシクロビル塩酸塩（バルトレックス®）、またはファムシクロビル（ファムビル®）の内服治療を行う。その際、上述のように腎機能に応じて投与量を調節する。使用できない場合はビダラビン（アラセナA®）の点滴療法を行う。

[神経痛に対する治療]

急性期では非ステロイド性抗炎症薬の投与を行う。ただし、腎機能の問題があれば、アセトアミノフェン（カロナール®）を選び、できるだけ使用量を少なくする。神経痛が激烈な場合は、三環系抗うつ薬内服や麻酔科に依頼して硬膜外ブロック、星状神経節ブロックを施行する。

（高橋愼一）

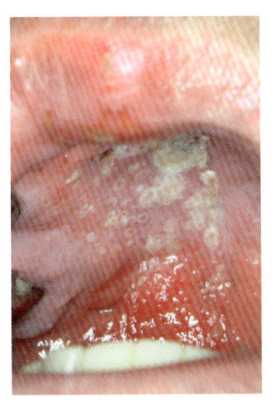

図❸　口腔粘膜疹。片側に限局する小水疱、小膿疱

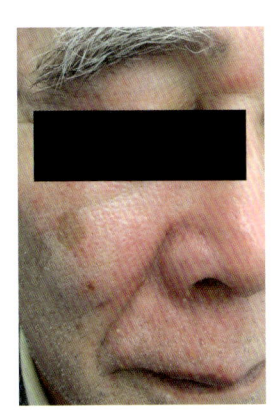

図❹　同一症例の顔面の皮疹の臨床像。顔面右側に限局した小水疱を伴う紅斑

天疱瘡・類天疱瘡

天疱瘡、類天疱瘡は、口腔粘膜や皮膚に生じる難治性の水疱とびらんを特徴とする比較的まれな自己免疫疾患である。口腔に病変が限局している場合もあるが、皮膚科との共同診療が必要である。

```
口腔に限局した症状 ─────────→ 歯科・口腔外科
口腔と口腔以外の
皮膚に症状      ─────────→ 皮膚科
```

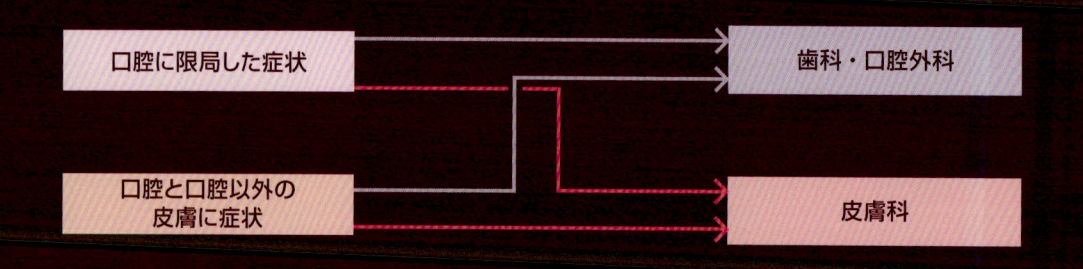

歯科・口腔外科での治療対応

症状・病態

天疱瘡、類天疱瘡とも口腔に限局するもの、口腔と皮膚に発症するもの、皮膚に限局するものの3型がある。両疾患とも剝離性歯肉炎として発現する場合があるので歯周病との鑑別が重要である。歯科の治療で注意しなければならないのは、剝離性歯肉炎として発現した天疱瘡、類天疱瘡である。剝離性歯肉炎は上皮の基底膜部に自己抗体を形成し、上皮の接着が脆弱となり口腔粘膜に多発性水疱形成を起こす。機械的刺激により、水疱が壊れ、内容液が溢出し、同部位が剝離する。

尋常性天疱瘡は代表的な疾患で、初発症状の60％以上が口腔粘膜にみられ、ニコルスキー現象を認める。口腔粘膜など粘膜に主として発症する類天疱瘡を粘膜類天疱瘡と呼んでいるが、歯科用のエアを吹き付けるだけで容易に水疱を形成するので注意が必要である。

検査

天疱瘡では、病理組織学的検査で粘膜上皮基底層直上に棘融解性の裂隙を認める。一方、類天疱瘡では、粘膜上皮下水疱を呈する。蛍光抗体直接法（DIF）で、天疱瘡で上皮細胞間にIgG、C3陽性、類天疱瘡では、基底膜部にIgG、IgA、C3が陽性となる（IgG、Aは片方のみ、両方あるいは陰性の場合もある）。酵素免疫吸着測定法（ELISA）で、Dsg1（デスモグレイン1）抗体、Dsg3（デスモグレイン3）抗体、BP180抗体の検査を行う。

病因に対する治療

口腔の清掃と管理。ステロイド薬の全身投与、局所塗布。免疫抑制薬（シクロスポリン）の投与。診察時に口腔に病変が限局していても、本疾患は全身に症状を発現するので皮膚科との共同診療が必要である。

（山根源之）

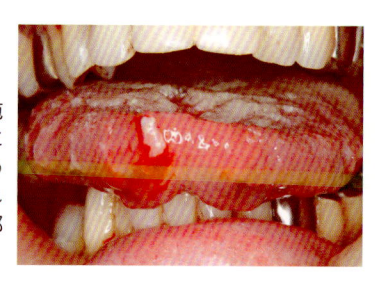

図❶　類天疱瘡：舌粘膜にびらんが認められる。破れた水疱の一部が見られる

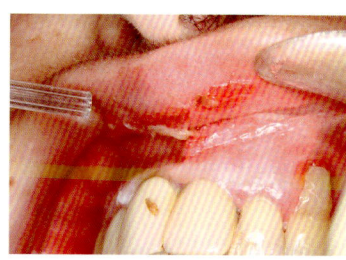

図❷　類天疱瘡：口唇粘膜の水疱にエアーをかけると容易に粘膜が剝離し、びらんを形成する

皮膚科での治療対応

近年、皮膚科領域での自己免疫水疱症の自己抗原の検索が進み、現在、**表❶**のように細分類されている。病型により、治療法も異なるため、正確な病型診断が必要である。

病型診断に必要な検査 口腔粘膜および皮膚生検検査、病変部粘膜および皮膚の蛍光抗体法によるIgG、IgM、IgA、C3の検出、患者血清を用いた正常皮膚、および1M食塩水剝離表皮を基質とする蛍光抗体法による自己抗体の検出、ELISAによる血中抗デスモグレイン（DSG）1抗体、抗デスモグレイン（DSG）3抗体、抗BP180抗体は基本的に必要な検査である。さらに必要があれば、表皮抽出液、真皮抽出液、リコンビナント蛋白を用いた免疫ブロット法を行う。

［尋常性天疱瘡の場合］

口腔粘膜病変のみの粘膜優位型と皮膚と口腔粘膜に病変を示す粘膜皮膚型に分けられるが、いずれもステロイド内服療法が基本となる。症状が強く重症の場合はプレドニゾロン（プレドニン®）1 mg/kg/日を、軽症では0.5 mg/kg/日でスタートし、漸減して5～10 mg/日を維持量とすることを目標にする。しかし、ステロイド減量が困難な場合は、ステロイドのパルス療法、アザチオプリン（イムラン®）、シクロスポリン（ネオーラル®）などの免疫抑制剤、血漿交換療法あるいは大量ガンマグロブリン療法を併用する。病勢の評価には皮疹、粘膜疹の範囲のみならず、抗DSG抗体価が指標となる。その他の病型として、腫瘍随伴性天疱瘡がある。詳細は参考文献を参照されたい。

［類天疱瘡の場合］

皮膚に緊満性水疱を呈する水疱性類天疱瘡の場合（**図❸**）、粘膜症状が軽度で、BP180のN末端部位に対する自己抗体を有し、ELISAによる抗BP180抗体の陽性率が高い。一方、口腔粘膜、眼粘膜などの粘膜を主体として病変を生じる粘膜類天疱瘡はBP180のC末端部位に対する自己抗体を有する抗BP180型（ELISAで陽性率低い）とラミニン322に対する自己抗体を有する抗ラミニン332型などに分類される。軽症例ではステロイド外用、ジアフェニルスルホン（レクチゾール®）内服、ミノサイクリン塩酸塩（ミノペン®）とニコチン酸アミド（ニコチン酸アミド散®）併用内服が行われる。重症例では、尋常性天疱瘡に準ずる。

（高橋愼一）

表❶ 口腔粘膜疹を呈する天疱瘡と類天疱瘡

1．尋常性天疱瘡
　①粘膜優位型（抗Dsg1抗体陰性、抗Dsg3抗体陽性）
　②粘膜皮膚型（抗Dsg1抗体陽性、抗Dsg3抗体陽性）
2．腫瘍随伴性天疱瘡（抗Dsg抗体陽性、各種プラキンファミリー蛋白に対する抗体陽性）
3．水疱性類天疱瘡（抗BP180抗体陽性；N末端側、抗BP230抗体陽性）
4．粘膜類天疱瘡
　①抗BP180型粘膜類天疱瘡（抗BP180抗体陽性；C末端側）
　②抗ラミニン332型粘膜類天疱瘡（ラミニン322に対する自己抗体陽性）など

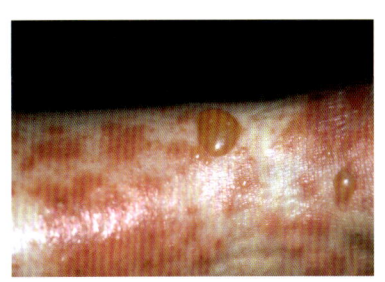

図❸ 水疱性類天疱瘡の皮疹の臨床像浮腫性紅斑と緊満性水疱を認める

参考文献

【扁平苔癬】
1）塩原哲夫：2. 扁平苔癬．日皮会誌，116（2）：165-172, 2006.
2）高橋愼一，川島淳子，森本光明，宇田川 晃：扁平苔癬 皮膚病診療．30（4）：381-384, 2008.

【金属アレルギー】
1）高橋愼一：歯科と金属アレルギー．アレルギーの臨床 27，(10)：795-800，2007．
2）足立厚子：金属接触アレルギーと全身型金属アレルギー J. Environ. Dermatol. Cutan. Allergol, 3（5）：413-422, 2009.
3）S Takahashi, J Kawashima, M Morimoto and G Yamane：A Case of Dyshidrotic Eczema due to Indium in Metal Crown Jpn. J. Dermatoallergol. 6：84-88, 1998.

【口内炎】
1）金子史男：Beçhet病の皮膚・粘膜病変－病態・診断・治療．医学のあゆみ．215（1）：48-54, 2005.
2）川久保 洋：Stevens-Johnson症候群（SJS） 治療 86（12）：3127-3130, 2004.
3）相原道子，他（計17名）：Stevens-Johnson症候群および中毒性表皮壊死症（TEN）の治療指針 日皮会誌 119（11）：2157-2163, 2009.

【クインケ浮腫】
1）三浦智弘，鈴木輝久，大森孝一：頭頸部領域の血管性浮腫．耳鼻免疫アレルギー（JJIAO）27（1）：1-9, 2009.
2）寺木祐一：皮膚 血管浮腫．日本臨床 65，(増8)：353-356, 2007.
3）工藤恵里奈，梶原一亨，木藤正人，松井珠乃：後天性C1エステラーゼインヒビター（C1 INH）欠損性血管性浮腫．皮膚診療，31（1）：53-56, 2009.

【カンジダ症】
1）楠 俊雄：皮膚在宅における真菌症の検査，治療，生活注意点．MB Derma, 112：37-43, 2006.
2）石地尚興：皮膚病変から見るHIV感染症．MB Derma, 150：46-53, 2009.
3）今井丈英，新藤史子，高瀬真人，飛田正俊：口腔内カンジダ症を反復し，慢性皮膚粘膜カンジダ症と診断した1例．小児耳，28（3）：230-234, 2007.

【帯状疱疹】
1）高橋愼一：帯状疱疹・単純ヘルペス．JIM．12（2）：11119-1122, 2002.
2）出光俊郎：帯状疱疹．治療 90（臨増）：132-133, 2008.

【天疱瘡・類天疱瘡】
1）橋本 隆：口腔粘膜水疱性疾患の鑑別診断と治療．病理と臨床，26（6）：584-592, 2008.
2）石井文人，橋本 隆：自己免疫性水疱症の検査．臨床検査，50（8）：897-900, 2006.

歯科で診る？
何科で診る？

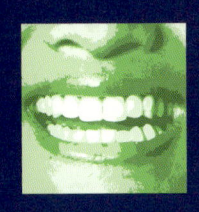

顎変形症

顎変形症は主に10代から現れる後天性の成長障害であるが、先天奇形に伴う成長障害によるものや、外傷の変形治癒後のものもある。左右の上下顎の過形成もしくは低形成により、多様な発現型をとるが、歯の咬み合わせが影響している場合は、治療にあたり矯正歯科医と口腔外科医・形成外科医との連携が不可欠となる。顎関節の吸収性病変に伴う顎変形症や、睡眠時無呼吸症候群を発症する顎変形症もあり、対応に注意を要する。

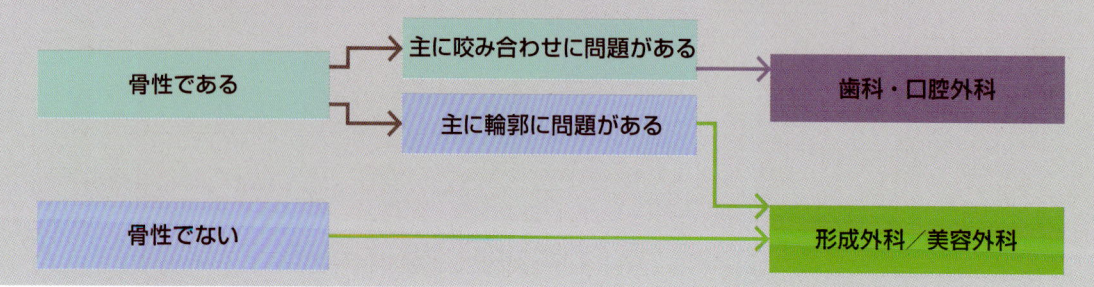

```
骨性である ──┬─→ 主に咬み合わせに問題がある ──→ 歯科・口腔外科
             └─→ 主に輪郭に問題がある ─────┐
骨性でない ─────────────────────────────→ 形成外科／美容外科
```

症状・病態

自覚症状　顔が曲がっている、顎が出ている、歯並び・咬み合わせが悪い

他覚所見　正貌での非対称感、側貌での上下顎の前突・後退感、咬合不全

病因・分類

病因　先天奇形に伴うもの、脳下垂体ホルモンの過分泌によるもの、顎関節吸収性・過形成病変に伴うもの、骨折の変形治癒後、腫瘍手術後など、さまざまな要因があるが、特発性の顎の成長バランスの違いによるものが多い。一部、遺伝的なものも含まれ、日本人においては顎変形症の70％が下顎前突症であるといわれる。

分類　顎変形症は、下顎前突症、上顎後退症、上顎前突症、下顎後退症、上下顎前突症、開口症、過蓋咬合症、顔面非対称、その他に分類されており、臨床的に、大臼歯咬合関係Ⅱ級のものを「骨格性上顎前突症」、大臼歯咬合関係Ⅲ級のものを「骨格性下顎前突症」、オトガイの側方偏位が大きいものを「顔面非対称」、片側の交叉咬合があるものを「骨格性交叉咬合」、そして垂直的な異常に対しては「骨格性開咬、重度の過蓋咬合」と分類される（図❶）。

検査

①バイタルサイン：特変なし

②血液検査：アクロメガリー（末端肥大症）を疑う場合はGH（成長ホルモン）などのチェック。関節頭の吸収や過形成のある場合は、RA（リウマチ因子）やALP（アルカリフォスタファーゼ）のスクリーニング

③画像検査：XP（パノラマX線写真、正面・側面頭部X線規格写真、軸位）、CT、顎関節病変に対しMRI・骨シンチグラフィー

④その他の検査：顎運動機能検査、咀嚼筋筋電図、睡眠時無呼吸症候群に対し睡眠ポリグラフ（PSG）など

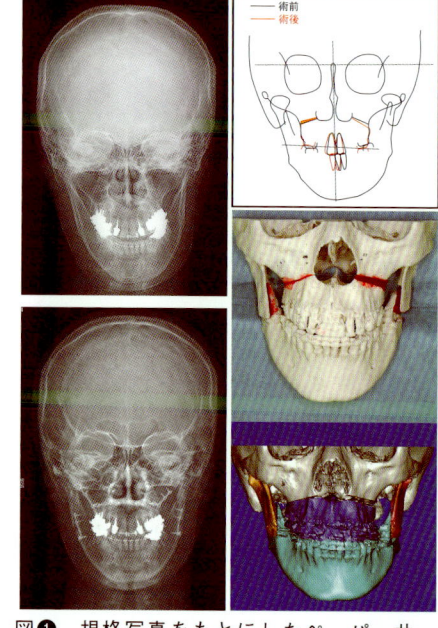

図❶　規格写真をもとにしたペーパーサージェリーを、CTデータおよび実態模型でモデルサージェリーしシミュレーションしたうえで手術を行った症例（使用ソフトはマテリアライズ デンタル社・SimPlant®OMS）

手術方法

①顎骨骨切り術：上顎骨、下顎骨の歯がある部分を一塊として移動する方法
②分節骨切り術：上顎もしくは下顎の前歯部、または上顎臼歯部を一部のみ骨切りし移動する方法
③顎骨形態修正術：オトガイもしくは顎角などの歯と直接関係のない部分の形態を修正する手術。
④骨延長術：口蓋裂など先天奇形による上顎劣成長を呈する顎変形症で上顎骨骨切り術による一期的な骨移動が困難な場合。また、トリーチャーコリンズ症候群、ロバンシークエンスなど著しい下顎骨劣成長を呈する場合などにおいても、骨延長術が適応になる。

治療の流れ

受診後の治療のおもな流れを下記に示す。

1）臨床診断
　問診・検査・分析・評価など
2）治療計画
　①矯正歯科医と口腔外科医・形成外科医による治療法の検討
　②患者に対する治療法の提示
　③インフォームド・コンセント
3）術前矯正治療
　必要に応じて抜歯
4）顎矯正手術
　必要に応じて術前にCT／実態模型によるシミュレーション
5）術後矯正治療
6）必要に応じて金属スクリュー・プレートの除去

偶発症・合併症

出血、知覚異常、後戻り、顎関節症、Progressive Condylar Resorption、心理的不適応、閉塞型睡眠呼吸障害などがあげられ、治療開始前に十分な説明を行い、インフォームド・コンセントを得たうえで治療を開始すべきである。

症例

[症例1]下顎前突症。下顎骨の後方移動術を行った(図❷)。
[症例2] 顎変形症（非対称）。術前矯正にて上顎のカントを修正し、上顎前歯部分節骨切り術、および下顎骨骨切り術にて左右の対称性を得た（図❸）。

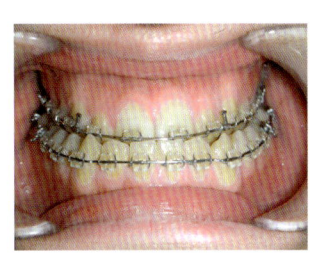

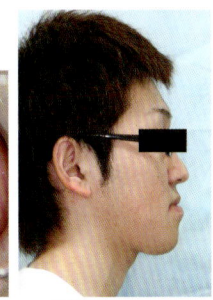

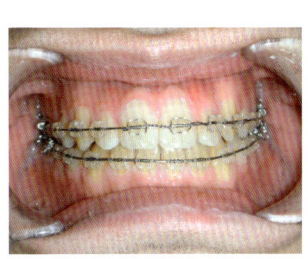

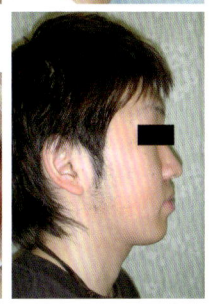

図❷　症例1の術前・術後の口腔内・側貌写真

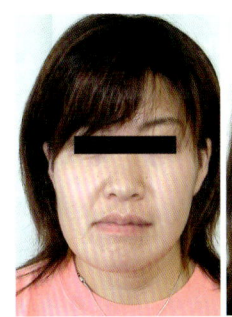

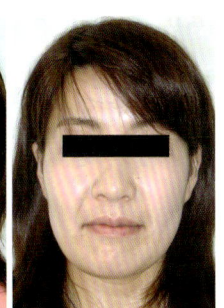

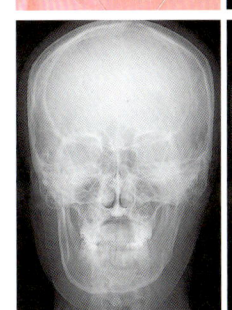

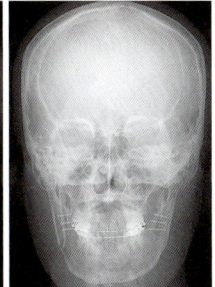

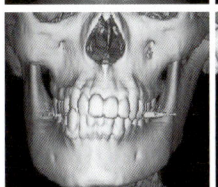

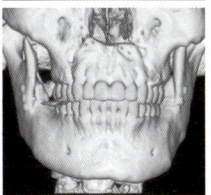

図❸　症例2の術前・術後の顔貌。正面頭部X線規格写真・3DCT

顎変形症

歯科・口腔外科での治療対応

矯正歯科との連携のもと、基本的には外科的手術による対応をとる。術式・移動様式により後戻りを起こしやすいことが明らかになってきており、それを踏まえて術前矯正治療を行ったうえで、安定する咬合が得られる術式・移動様式を選択する。近年は術式、骨接合材料の発展により、術後の顎間固定を最小限にする管理がなされており、骨延長術なども応用され、吸収性の骨接合材料も用いられてきている。

吸収性顎関節病変がある場合

下顎頭の突発性骨吸収は、外傷やリウマチ等が原因として考えられ、また、下顎後退症に対する下顎骨前方移動術後に生じる下顎頭の骨吸収現象は、Progressive Condylar Resorption と呼ばれる。いずれもはっきりとした原因は不明であるが、下顎頭の吸収性骨変化に伴う下顎枝垂直径の短縮により、小下顎症・開咬、そして顎関節症を呈する（図❹）。X線写真やCT、骨シンチグラフィーなどで経過を追い、関節頭が安定した時期に手術を行い、下顎頭部への負荷を減らすように手術方法や移動方向・量、そして矯正や咬合管理を計画する。

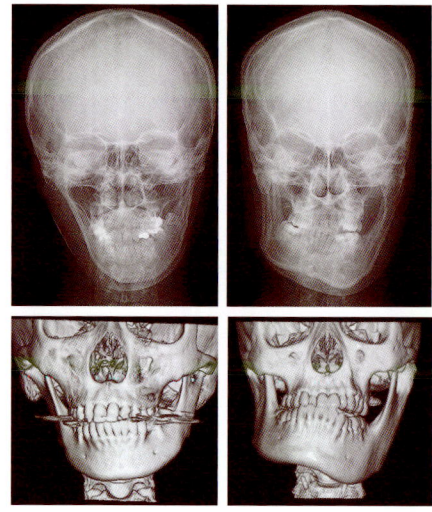

図❹ 左下顎頭が吸収して下顎の左方偏移が生じている症例（左）と、左下顎頭の過形成により下顎右方偏移が生じている症例（右）

睡眠時無呼吸症候群がある場合

いびきや睡眠時無呼吸症候群などの閉塞型睡眠呼吸障害が顎変形症により生じている場合は、下顎を前方移動して上気道を広くすることにより改善できる場合もある。術前にスリープスプリントを使用した下顎前方位での検査などで手術方針を検討する。オトガイ形成術を同時に行うとさらに効果的であるといわれる。術後に Progressive Condylar Resorption を起こさないように留意する（図❺）。

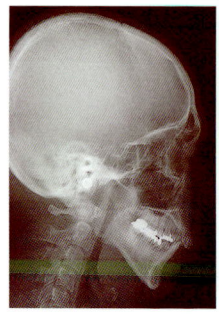

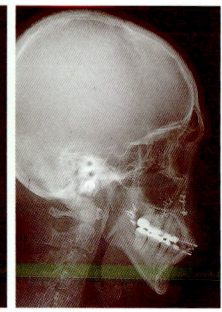

図❺ 小顎症症例の術前、術後の側面頭部X線規格写真。AHI（無呼吸低呼吸指数）は33.1と重症領域のOSASで、CPAPを使用していた。切端咬合に近い顎位でのスリープスプリント装着時ではAHIは1.1と著明な改善を認め、上下顎骨切り術にて下顎を前方移動し、良好な睡眠が得られている

言語障害がある場合

現状では存在しなくても、とくに先天奇形の症例においては、上顎骨の位置をずらすことにより、術後に言語の変化や滲出性中耳炎、また、鼻症状を訴える場合があるため注意を要する。

Skeletel Anchorage System

骨に直接金属プレートやスクリューを打ち込んで歯の移動に対するアンカーとするシステム。叢生や上顎前歯前突、前歯部反対咬合症例などに対して臼歯部を遠心移動させて咬合を改善する場合や、前歯部開咬症例に対して臼歯部を圧下させて咬合を改善する場合に適応となるが、現在のところ保険診療としては認められていない。適切に活用されれば、手術の必要な症例でも手術を最小限にすることができる画期的なシステムである。

（中久木康一）

形成外科での治療対応

外見上の顔貌の対称性を回復させることを目的とする。

治療方法

1）顔面形成術（切除術）

　腫瘍や外傷などにより、組織の不足がない状態で下顎に変形が生じている場合は、腫瘍や変形部の切除を行う。この場合、皮膚切開線が目立たないようにするために、耳前部切開、口腔内切開、内視鏡手術、脂肪吸引器などを利用して行っている。

2）人工骨移植

　下顎骨自体に大きな容量不足がある場合、軟部組織だけで下顎の形態を整えることは難しい。軟部組織の移植はその容量が大きくなると、術後時間の経過とともに重力の影響で下垂するためである。健側にほぼ一致するだけの硬組織の移植を行ってから、軟部組織の補充を行うのが妥当である。以前はシリコンがよく用いられたが、近年はハイドロキシアパタイトなどの人工骨が既存の骨との親和性もよく、汎用されている。術前に下顎骨の立体モデルを作成し、それを元に移植予定の人工骨を作成しておく。ほとんどが on lay graft の形をとる。オトガイ神経と交叉する場合はそれを温存するように人工骨に溝を掘るなどの工夫が必要である。

3）真皮脂肪移植

　皮弁から皮膚付属器を除去するために上皮を切除し（メス、鋏のほか、ダーマトームを用いて行う）、真皮と脂肪からなる複合組織を欠損部に移植する。容量が少なくてすむ場合は単なる遊離移植とするが、多い場合には血管柄付き移植を行う。移植組織としては、そけい皮弁、腹直筋穿通枝皮弁、肩甲皮弁、広背筋穿通枝皮弁などがよく用いられる。血管柄付き移植では欠損部に充填後、顔面動静脈、浅側頭動静脈などの血管と皮弁の栄養血管とを手術用顕微鏡下に吻合し、皮弁の血行を温存させる。

（上田和毅）

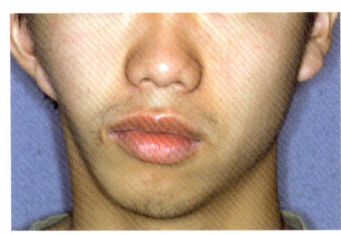

図❶　16歳、男性。先天性顎変形症の術前

図❷　ハイドロキシアパタイトを用いる

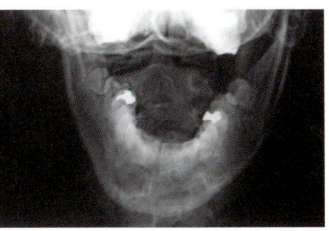

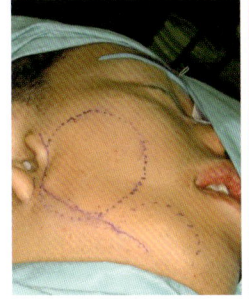

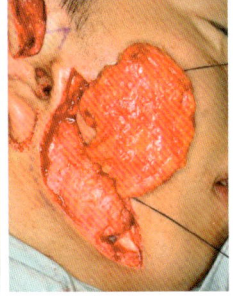

図❸　ハイドロキシアパタイト移植後8ヵ月目にそけい部から遊離真皮移植を行った

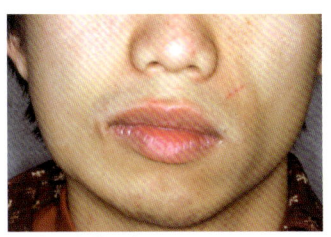

図❹　術後1年4ヵ月

顎変形症

精神科リエゾン診療の立場から

「身体醜形障害」は、「身体表現性障害（些細な身体の感覚や変化（まったくの思い込みによる場合もある）に強くとらわれて、日常生活に支障をきたすようになる精神疾患）」の下位分類にある疾患の1つである。

本疾患の患者は、自分の外見に著しく醜い部分がある、という執拗な思い込みにとらわれて苦悩する（表❶）。この思い込みによる「欠陥（醜い部分）」は、体のどの部分にも起こり得るが、やはり顔に関するものが多く、顔の不均衡性や歪み、口、口唇、歯、顎、オトガイの形態に関する訴えが多い。この「欠陥」とは、他人にはまったく正常にみえるものである場合もあるが、実際に他覚的に認識できるものが存在する場合には、患者のとらわれは執拗なものとなり、苦悩も深刻になる。本人はこのとらわれを「ひどく苦痛」「拷問のようだ」と感じているが、自分ではこのとらわれを制御することができず、1日中その「欠陥」について考え、何時間も鏡で調べ続けることもある（図❶）。

また、患者は、その醜い部分を修正しようとして、皮膚科、美容外科、歯科などを受診する傾向がある。歯科のデータはないが、美容外科や皮膚科の診療機関における身体醜形障害の割合は、6～15％という報告がある。矯正や審美歯科、顎変形手術などの治療を受ける場合、患者は結果に対して過剰で非現実的な期待をすることがあり、治療が成功しても本人が満足しない場合が多い。細かいところに執拗にこだわって、再治療を要求したり、治療した部位に満足したとたんに別の部位が気になりはじめる、などというモグラ叩きの状態に陥ることもある。そのため、病院を転々として何度も治療をやりなおす患者もいる。

ひどくなると、この「欠陥」のために人前に出ることを避けるようになり、家に引きこもって社会的に孤立する患者もいる。身体醜形障害患者の1/3は家に引きこもり、1/5は自殺を企てるという報告がある。また、身体醜形障害には、大うつ病性障害、妄想性障害、社会恐怖、強迫性障害が併存しやすく、9割が生涯のなかで大うつ病性障害を発症するという報告もある。未治療で放置した場合は慢性的な経過をたどり、生涯結婚しない者もいる。

治療の中心は薬物療法で、クロミプラミン（アナフラニール®）やフルオキセチン（Prozac®；本邦未発売）などの抗うつ薬が奏効するというエビデンスがある。また他の精神疾患が併存している場合には、その併存している障害を治療する必要もあるため、身体醜形障害に詳しい医師のいる精神科や心療内科と連携して診断や治療を行う必要がある。

表❶ 身体醜形障害の特徴

平均15～20歳くらいで発症するため、青年あるいは若年成人に多く、男女差はない
自分の外見に非常に醜い部分がある、という強い思い込みにとらわれている
歯科、美容外科、皮膚科などを受診して、その部分を修正してもらうことを強く望んでいる
手術や歯科治療をくりかえしても、その結果に満足できない
この「欠陥」のために著しい苦痛を感じており、仕事や家庭、社会生活に大きな支障をきたしている

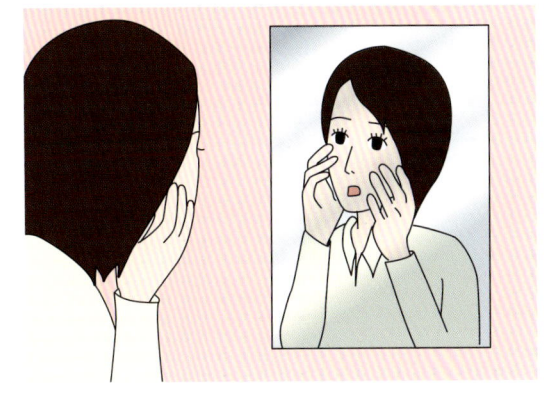

図❶

症例

乱暴な治療がきっかけとなって、発症したケースである。

患者：45歳、女性
主訴：「顔が歪んでいる」

もともと非常に美しい女性で自分の顔へのこだわりが強かったが、あるとき、"頭蓋・顔面骨の歪みを治す"ことで有名な治療院に行き、顔を陶器で激しくこする治療を受けた後から、顔が歪んでしまったという執拗な思いにとらわれるようになった。歯科医院で補綴やスプリント治療などを受けたが、気分の落ち込みが激しくまもなく、不眠と身体化※による重度の顔面痛も発現したため、口腔顔面痛外来を紹介受診した。

他覚的には、顔面の歪みは認められなかったが、当初は、頭顔面部の骨が歪んでいるのだから薬の問題ではないと薬物療法を拒否した。しかし、不眠と痛みのためと説得して服用させたところ、アミトリプチリン（トリプタノール®）20mgを服用開始2週間で不眠と痛み、および気分の落ち込みが消失。顔の歪みに対するこだわりも2割程度にまで減少し、それ以上の歯科治療を要求しなくなった。

＊身体化：心理的葛藤を身体症状として表出すること。身体表現性障害は、身体化によって生じた身体的愁訴が主症状となる精神疾患である。

（井川雅子）

顎骨骨髄炎

骨髄炎には、急性化膿性骨髄炎と慢性硬化性骨髄炎があるが、まず、骨髄炎の背景となる疾患群をとらえる。類似疾患との鑑別に困った場合や炎症症状がとても強い場合は、すみやかにしかるべき医療機関への連携をする。

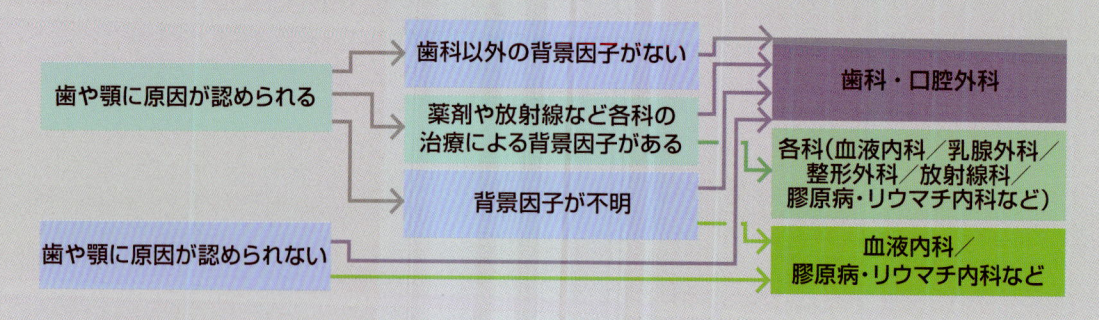

症状・病態

1. **強い痛み**

    歯髄炎による痛みや、歯周炎の急性発作のような痛みよりも激しい痛みで、原因歯と考えられるう蝕や歯周炎がある歯以外に、強度の打診痛や咬合痛がみられることがある。広範にわたる痛みが生じる。頭痛や周辺部の痛みにも感じられることもある。

2. **複数歯の動揺**

    重度歯周炎の既往がないのに急速に連続した複数の歯が動揺することがある。

3. **歯肉の腫脹、排膿（図❶）**

    歯肉が急速に腫脹し、重度歯周炎のようになる。頬側・舌側ともに腫脹する。

4. **発熱・動悸・倦怠感**

    38℃以上の高熱を発する場合もあり、感冒様の倦怠感などが生じている場合もある。

5. **知覚鈍麻や感覚異常**

    がんの進展などでも生じうる症状であり、歯科・口腔外科への紹介の際は、麻痺の発生時期を記載する。

病因・分類

おもに下顎骨にみられ、上顎には少ない。歯性感染症から骨髄に炎症が波及して発症するほか、まれに骨折後の感染や歯原性の腫瘍や埋伏歯に感染して骨髄炎を発症することがある。また、最近話題となっているビスフォスフォネート製剤による薬剤性のものや、上・中咽頭や舌などのがん治療による放射線性のものなどもみられる。化膿性、腐骨形成性、硬化性、びまん性など病態の特徴より分類されるもの、急性・亜急性・慢性など病期によるものなど複数の分類があり、そ

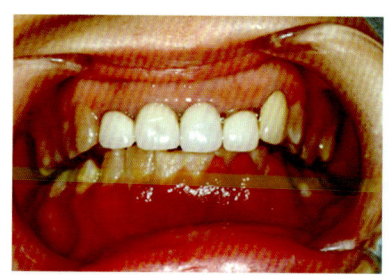

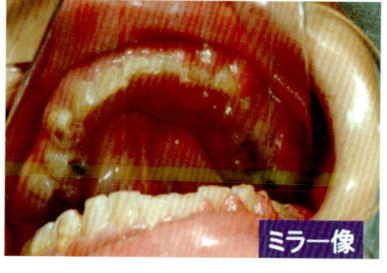

図❶ 骨髄炎による歯肉の腫脹（複数歯にわたるびまん性の歯肉腫脹）

図❷　腐骨の形成（骨柩）

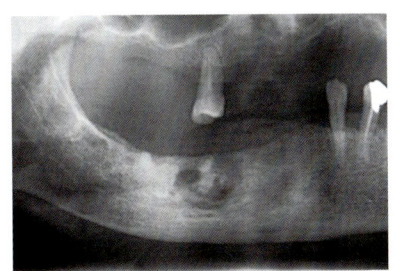

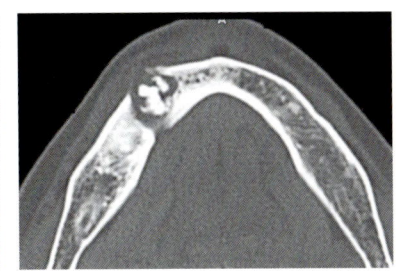

図❸　CT（骨モード）。周囲の骨も硬化している

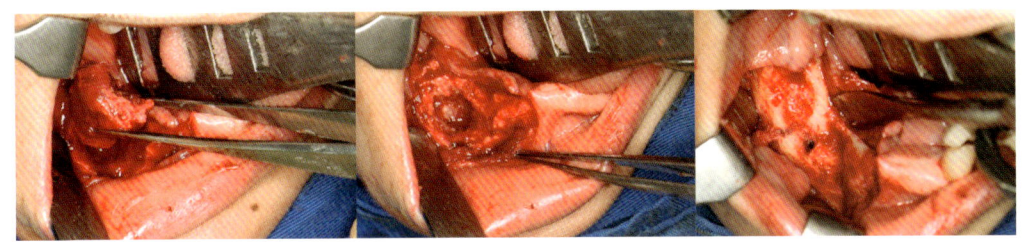

・分離している腐骨　　・腐骨摘出後、バーにて周囲骨を削除し滑らかにしたうえ、出血などの生活徴候のある骨を確認したところ

図❹

のうえ歯性感染症とは関連しない慢性びまん性硬化性下顎骨骨髄炎などのようなものもある。

検査
①バイタルサイン：体温上昇、脈拍数上昇などがみられる場合もある。
②血液検査：白血球数上昇、CRP上昇、赤沈亢進
③画像検査：パノラマX線写真上での骨密度の変化、左右差、単純CTでの骨膜反応やMRIでの骨髄信号強度の違い、骨シンチ（99mTc-HMDP、99mTc-MDP）上での異常集積
④細菌検査：排膿がみられない症例（硬化性骨髄炎など）も多いが、化膿性骨髄炎などでは起炎菌を同定することで、効果的な抗菌薬の使用が可能となる。

鑑別疾患
骨髄炎様の症状はさまざまな疾患に現われる。
①智歯周囲炎・根尖性歯周炎・辺縁性歯周炎などの歯性感染症で、骨髄に及ばないもの
②歯原性腫瘍・歯原性囊胞などの疾患による症状
③顎関節症の症状
④原発性骨内扁平上皮癌などの顎口腔原発悪性腫瘍による症状
⑤多発性骨髄腫やリンパ腫、顎骨への転移性癌など、他領域の腫瘍による症状
　とくに、④、⑤など、症例数は少ないが、見落としてはならない疾患であり、歯科・口腔外科へ早めに紹介をできるようにしたい。

症例
［症例1］　右側下顎骨慢性下顎骨骨髄炎：右下顎の痛みを主訴に紹介来院
　腐骨の形成がみられる。1年前に右側下顎犬歯を抜歯している。慢性下顎骨骨髄炎の所見（図❷❸）。腐骨を摘出し、周囲骨を掻爬したのち、バーにて削除端の骨から出血が見られるまで削る手術を行い（図❹）、改善した。

顎骨骨髄炎

歯科・口腔外科 での治療対応

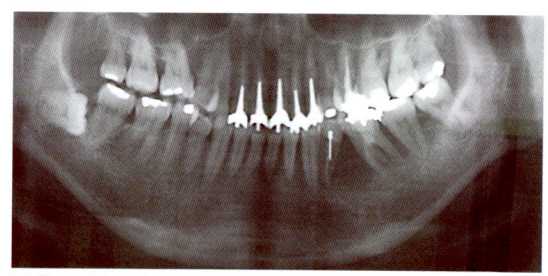

図❺ 5⌋抜歯後、ドライソケットとのことで受診。当科初診時のパノラマX線写真

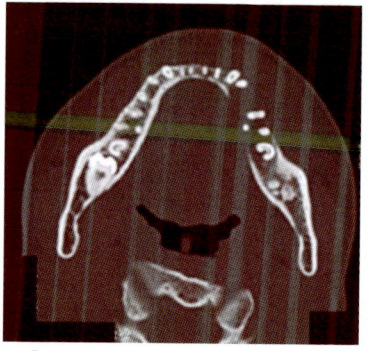

図❻ その後、急速に骨融解を認める。頬舌側とも皮質骨が削失（⌈3〜7）

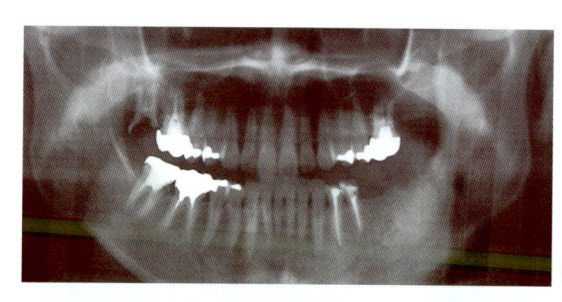

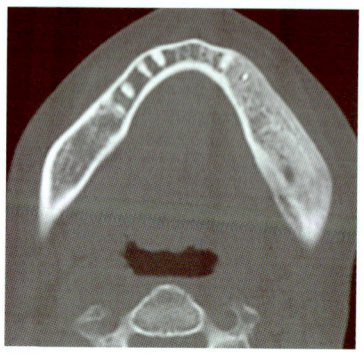

図❼ 当科紹介初診時のパノラマX線写真。⌈4〜7顎角部にびまん性X線不透過像が認められる

図❽ CT像。びまん性であることがよくわかる。骨幅の増大や皮質骨、海綿骨の境が不明瞭

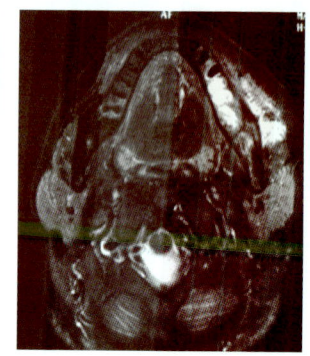

図❾ MRI T2強調像。左側の患部骨髄は右側とは明らかに異なる。炎症は周囲軟組織にも拡大していった

[症例2] 5⌋ドライソケット：左下顎の痛みを主訴に来院

　舌側に転位した左側下顎第2小臼歯を前医にて抜歯後、ドライソケットを形成（**図❺**）。抗菌薬の投与と高気圧酸素療法を併用し改善を試みたが、その後急性骨髄炎に進展し、多数歯の動揺・歯肉の発赤・腫脹（**図❶**）を認め、骨髄の融解が急速に進展（**図❻**）、骨髄への穿孔、炎症巣の掻爬で、症状は改善した。

[症例3] 左側下顎骨慢性びまん性下顎骨骨髄炎：左下顎の痛みを主訴に紹介来院

　他院にて⌈7 の抜歯、ならびに⌈5 の根管治療を行ったが奏効せず、全身麻酔下に外側皮質骨の削除を行った。皮質骨の削除後も、時折、痛みが増すことがあるため、当院にて慎重に経過観察中（**図❼〜❾**）。

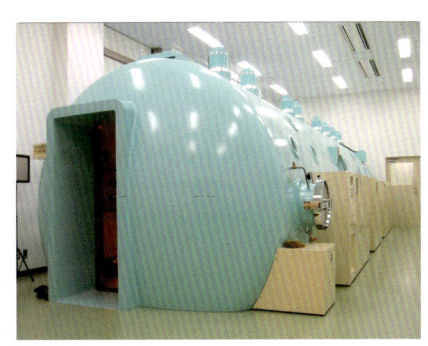

図⓾　東京医科歯科大学医学部附属病院高気圧治療部にある、高気圧治療室の外観。直径が3m、長さが11mで潜水艦のような装置である

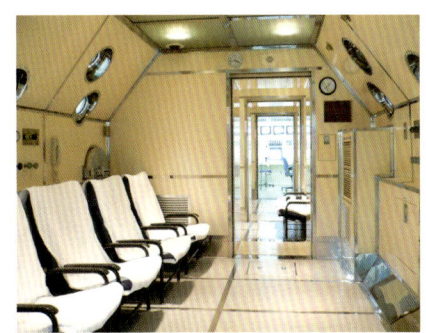

図⓫　3室構造で16人まで収容可能。内部は比較的広く作られており、治療中も圧迫感などは少ない。タンク室内はフラットになっている。感染症の患者が入った後の消毒がしやすくなっている

歯科・口腔外科での治療対応

原因を明らかにしたうえで、段階的に以下の処置をとる。
①原因（歯性感染の有無）・病期の把握、起炎菌の検出、各種画像診断による炎症範囲の確認
②原因歯の抜歯：背景因子（放射線照射、白血病・骨髄異形成症候群などの易感染性の全身疾患の有無によっては、すぐに行えない場合もある）
③抗菌薬の投与（高気圧酸素療法の併用：図⓾⓫）
④腐骨除去
⑤外側皮質骨の削除
⑥下顎骨の切除（顎骨離断・下顎半側切除など）
⑦その他（動注抗菌薬投与など）

他科での治療対応

原因菌や背景因子がはっきりとしない場合は、内科など、歯科・口腔外科以外の科での対応となる。その場合は、血液疾患・自己免疫疾患など、易感染性となる背景因子の検索から行われる。これまでの報告として、高安病による骨髄炎様症状や、全身性エリテマトーデス（SLE）の一症状として骨髄炎様症状を呈したものなどがあり、鑑別に難渋するものも多く、鑑別には抗核抗体、抗ds-DNA抗体などの精密な血液検査の他、CT、MRIなどの検査、骨髄穿刺による検査が必要となる。その場合は対症療法としてのステロイド投与が非常に有効な場合が多い。

（道　泰之）

歯肉出血

歯肉出血をはじめとする口腔内出血の原因としては、局所的要因と全身的要因に大別することができる。とくに出血性素因等の全身的要因による場合は、即座に内科での加療が必要となる。医師は正しい知識を背景とした判断力が必要と言える。

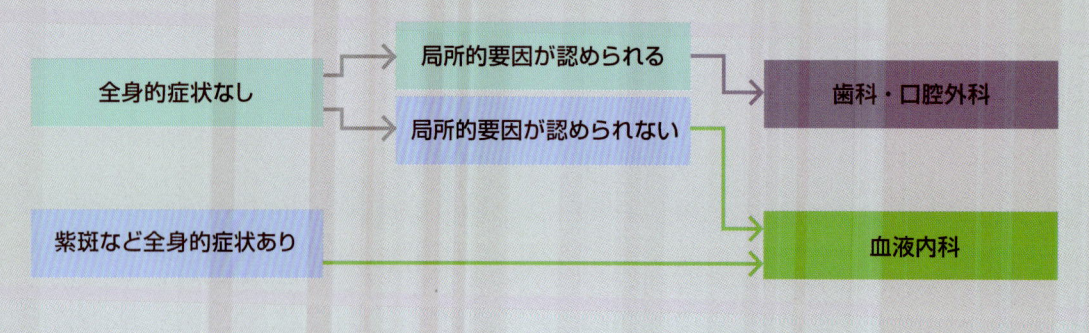

```
全身的症状なし ─┬→ 局所的要因が認められる ─→ 歯科・口腔外科
                └→ 局所的要因が認められない ─┐
                                              ├→ 血液内科
紫斑など全身的症状あり ─────────────────────────┘
```

病状・病態

自覚症状 歯肉からの持続的出血、歯肉の腫脹と自発的疼痛、摂食時の疼痛

他覚所見 歯肉出血、歯肉血腫、歯肉腫脹

病因・分類

歯肉出血を発現する病因は、局所的要因と全身的要因に分けられる。そのなかでも主要な疾患を表❶に示す。

検査

①画像検査：局所の要因による歯肉出血の場合、X線写真やCTで歯槽骨、顎骨の吸収が認められることが多い。しかし、全身の要因による場合は、それらの所見が乏しく、鑑別が難しい場合が多い。

表❶ 歯肉出血を発現する病因

局所的要因	全身的要因
1. 炎症性疾患	1. 出血性疾患
①歯肉炎、辺縁性歯周炎 ②根尖性歯周炎 ③壊死性潰瘍性歯肉炎 ④単純疱疹ヘルペス 　帯状疱疹ヘルペス	1）血小板異常 ①特発性血小板減少性紫斑病（ITP） ②症候性血小板減少症（TTP） ③血小板機能異常症（血小板無力症） 2）凝固因子異常 ①血友病 ②von Willebrand病 ③ビタミンK欠乏症 ④低フィブリノゲン血症 ⑤DIC
2. 腫瘍	
①がん腫 ②血管腫 ③エプーリス	
3. 外傷	3）血管異常
①歯肉の外傷 ②歯牙の脱臼 ③歯槽骨骨折、顎骨骨折	①遺伝性出血性血管拡張症 ②単純性紫斑病 ③老人性紫斑病
4. 手術後	2. 白血病
①抜歯後、歯周外科手術後 ②口腔内軟組織・顎骨の手術後	3. 再生不良性貧血

②血液検査；局所的要因であっても、炎症が重度の場合は白血球数やCRPの上昇が認められる。全身的要因の場合、白血球、血小板、凝固因子等に著明な異常値が認められる。出血性素因がある場合、出血時間や凝固時間に特徴的な所見が得られる（表❷）。

表❷　血小板数、出血時間、凝固時間にて予測される疾患

	血小板数	出血時間	凝固時間
ITP	減少	延長	正常
TTP	減少	延長	正常
血小板機能異常症	正常	延長	正常
血友病	正常	正常	延長
von Willebrand病	正常	延長	延長
白血病	減少	延長	正常

症例

[症例1]

上顎右側前歯部歯肉からの排膿と出血を主訴として受診した例。同部は易出血となっており、直径10mmの腫瘤が認められた（図❶）。パノラマX線では、|1 根尖部の囊胞様透過像と水平的骨吸収が認められる（図❷）。消炎を行った後、囊胞摘出術、歯根尖切除術を施行し治癒した。

[症例2]

|5 の歯肉出血を主訴として受診した例。同部より持続的な出血が認められる（図❸）。パノラマX線では特記すべき所見は認められない（図❹）。出血部位の歯肉を縫合、圧迫止血を行ったが、改善しなかったため、血液内科へ紹介した。精査の結果、先天性第Ⅴ因子欠乏症（パラ血友病）の診断を得た。

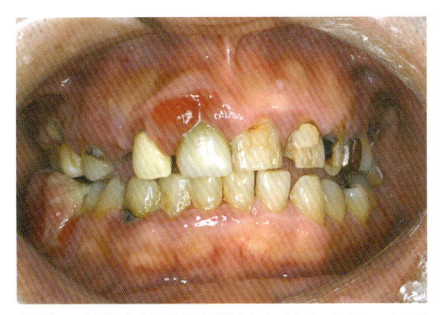

図❶　上顎右側前歯部歯肉に発赤を伴った腫瘤が認められる

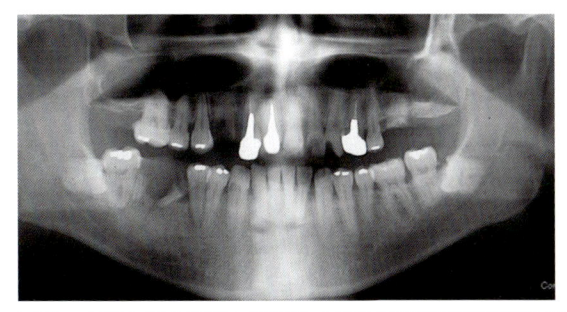

図❷　上顎左側中切歯と側切歯の根尖部に囊胞様透過像が認められる

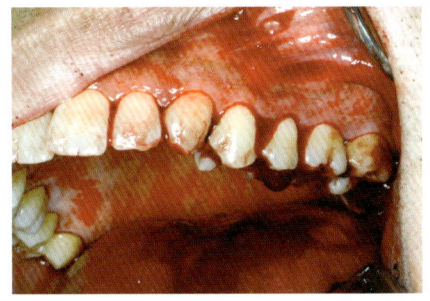

図❸　上顎左側第2小臼歯の歯肉より出血が認められる

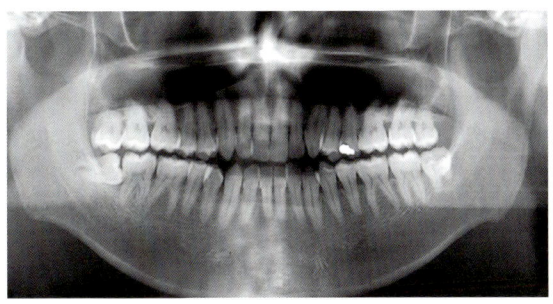

図❹　全顎的に炎症や腫瘍を示唆する所見は認められない

歯肉出血

歯科・口腔外科での治療対応

　局所的要因が原因の場合、その多くは歯科・口腔外科での治療対象となる。

　抜歯や歯周外科後の出血過多の場合、早急に一時的止血法や永久的止血法、縫合法によって局所止血を試みる必要がある。

　歯周疾患による炎症性出血の場合は、プラークコントロール、ブラッシング指導、歯周外科など長期にわたる根気強い歯周治療が必要となる。適切な処置が行われていないと出血が持続する。腫瘍や外傷の場合は、外科処置が必要となるが、いずれも小手術に留まらない場合が多く、止血処置には十分留意しなければならない。局所止血はもちろんのこと、術前術後の血液検査は定期的に行う必要がある。

　また、局所的要因であると考えられ、適切な処置を施したにもかかわらず出血が継続する場合は、すみやかに血液検査を行うべきである。全身的要因を示唆する所見があれば、血液内科へ紹介する。歯肉出血を含め口腔内出血が、出血性疾患を発見する最初のサインになることは珍しくない。歯肉出血を診察する際には、最初から全身疾患も考慮する必要がある。

止血法

　歯科・口腔外科で行う止血には、一般外科と同様に以下の方法が用いられる。しかし、歯科・口腔外科特有の方法として、歯肉からの出血で明らかな出血点が確認できない場合には、歯肉包帯（サージカルパック：図❺）や止血用シーネを用いて止血を試みる。

①永久的止血法
- 結紮法　血管を直接縫合糸で結紮する。
- 焼灼法　電気メスを用いて出血部分に通電させ、凝固させる（図❻）。

②一時的止血法
- 指圧法　出血部分を直接、指で圧迫し止血する。
- 栓塞法　創が深く指圧法で止血できない場合、ガーゼを創内へ挿入し圧迫止血する。

③縫合法

　離断された組織を再度密着させ縫い合わせることによって止血する。

④その他

　ゼラチンスポンジ、コラーゲン止血剤、オキシセルロース、トロンビン製剤、フィブリン糊、骨ロウなどを用いて止血を行う場合もある。

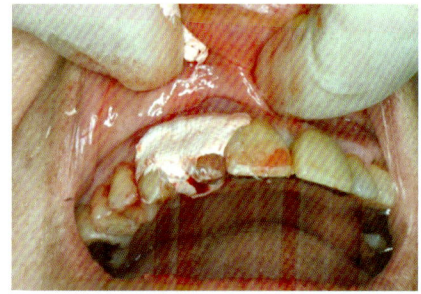

図❺　腫瘍切除後の歯肉にサージカルパックを圧接し、止血する

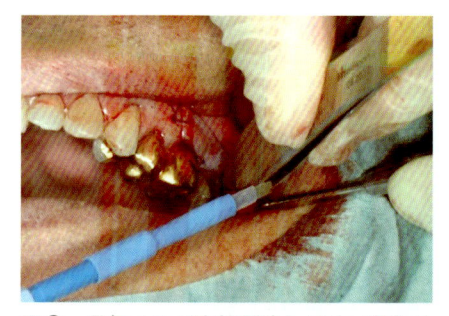

図❻　電気メスが直接到達しにくい部位では、摂子で出血点を把持し、電気メスを摂子に接触することで通電する

医科での治療対応

　出血をひき起こしている疾患によって対象とする科が異なり、治療法も異なる。代表的な出血性の疾患を列挙するが、内科へ紹介し、治療をお願いする。局所的な止血処置は歯科・口腔外科で行う。

[疾患と治療方法]

1）特発性血小板減少性紫斑病（ITP）

　治療が必要な血小板減少に対しては副腎皮質ステロイド投与を行う。また、摘脾が有効であることも多い。緊急時にはγグロブリン大量投与を行う。

　ヘリコバクターピロリ菌が陽性の患者に対して除菌を行うと、血小板増加が認められる。

2）症候性血小板減少症（TTP）

　ステロイド療法や摘脾が行われるが、予後不良となることが多い。

3）血小板機能異常症

　活動性出血時あるいは外科的処置を行う前に出血予防として血小板輸注を行う。

4）血友病

　インヒビターがない血友病Aと血友病Bの場合には、それぞれ第Ⅷ因子製剤と第Ⅸ因子製剤の輸注を行う。インヒビターを有する症例には、バイパス製剤を投与する。

5）von Willebrand病

　デスモプレシン、vWF濃縮製剤を投与する。

6）白血病

　①抗がん薬投与による化学療法
　②造血幹細胞移植
　③補助療法
　　▪感染症に対する抗菌薬の投与
　　▪貧血に対する赤血球輸血
　　▪出血傾向に対する血小板輸血

7）再生不良性貧血

　①免疫抑制療法（抗ヒト胸腺細胞グロブリン、シクロスポリン）
　②造血幹細胞移植
　③補助療法として赤血球輸血と血小板輸血を行う

（池田美保子／朝比奈　泉）

X線不透過像

X線不透過像を認めた際に、その治療領域が歯科・口腔外科であるのか医科であるのか悩むことがある。X線不透過像を状態により大別し、判断することが重要である。

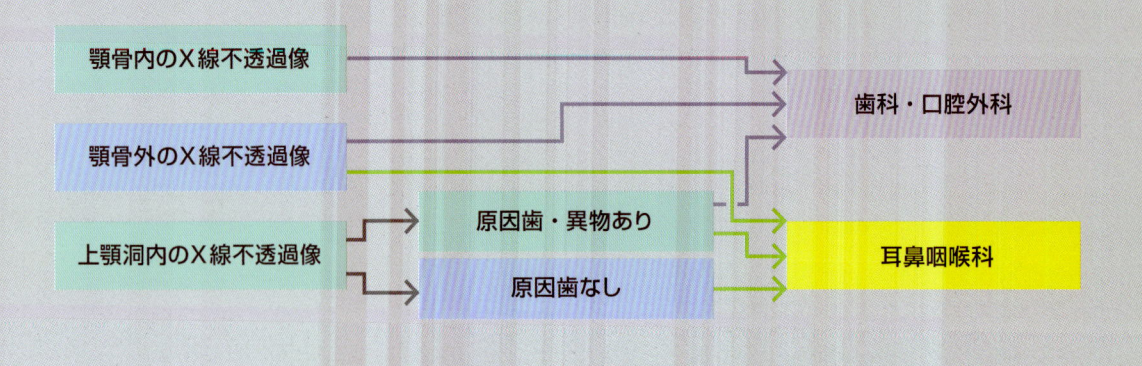

```
顎骨内のX線不透過像　　　　　　　　　　　　→ 歯科・口腔外科
顎骨外のX線不透過像　　　　　　　　　　　　↗
上顎洞内のX線不透過像 → 原因歯・異物あり →
                      原因歯なし　　　　　→ 耳鼻咽喉科
```

顎骨内の（顎骨と重なった）X線不透過像、上顎洞内のX線不透過像、および顎骨外の不透過像では、病態をはじめ、検査法等が異なるため、それぞれについて解説する。

顎骨内の（顎骨と重なった）X線不透過像

①X線透過像内に認められるX線不透過像：顎骨腫瘍（腺様歯原性腫瘍、歯原性石灰化上皮腫、石灰化嚢胞性歯原性腫瘍、化骨性線維腫など）や異形成症（線維性骨異形成症、骨異形成症：図❶）がもっとも疑われるため、口腔外科へ紹介する。CTによる精査を行い必要に応じて生検を行う。

②内骨症（enostosis）：反応性に骨が過形成したもので真の腫瘍ではない。積極的な加療は必要としないが、感染が波及しないように注意を要する。稀に真の骨腫（osteoma）であることがあり、Gardner's Syndromeの主症状の1つとして認められる（図❷）。

③口腔底に迷入した歯牙（図❸）：病歴により推測できる。下顎智歯舌側の骨は薄く、歯根が舌側に突出している場合もある。分割抜歯を試みた際に、歯根を押し込むことがある。無症状の場合もあるが、感染した場合、疼痛、腫脹などの炎症性の反応を示す。迷入歯の位置をCTで三次元的に把握することが必要。

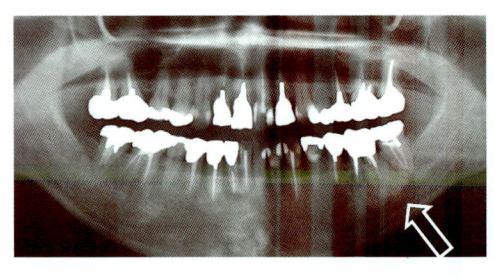

図❶　 ̄6 ̄根尖相当部に不透過像を認める。抜歯後に骨性形成症病変だけ残存し炎症を併発した場合、腐骨と診断されることがある

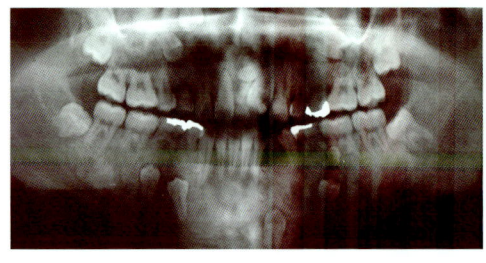

図❷　骨腫と思われるX線不透過像が散在し、多数の埋伏歯を認める

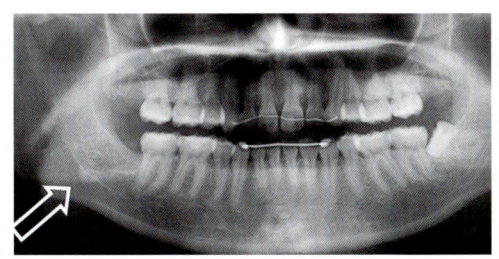

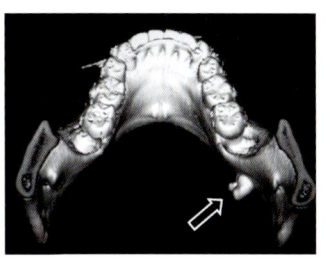

図❸ 右側下顎臼歯部に歯根様のX線不透過像を認める。病歴から歯根の迷入を疑う。三次元構築CTで右側下顎第3大臼歯部舌側に根尖と思われる像が認められる

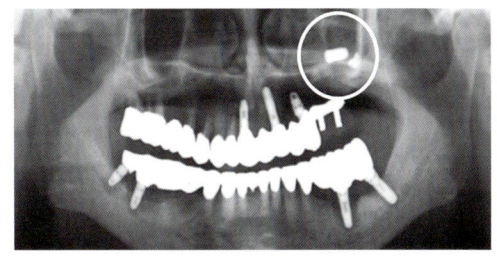

図❹ 左上顎洞内にインプラント体およびカバースクリュー様のX線不透過像が認められる。両側下顎臼歯部インプラント周囲にはX線透過像が認められる

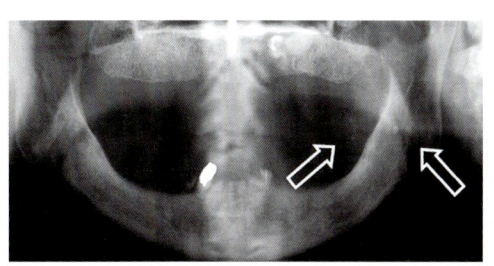

図❺ 左側頰部相当部周囲に豆粒大のX線不透過像が散在している

④唾石症（別項参照）

上顎洞内のX線不透過像

①歯牙：抜歯時に誤って上顎洞内へ抜去歯を迷入させることがある。とくに第2小臼歯の残根や分割して抜歯を試みる大臼歯などは注意を要する。炎症所見を呈し、洞粘膜の肥厚を認める。慢性化すると自覚症状は認められなくなることがあるが、容易に急性化する。正確な部位確認のためにCTによる精査が有効である。

②アスペルギルス：パノラマX線写真で菌塊の石灰化を認めることがある。CTによる精査を行い、上顎洞根本手術が必要となることがある。

③インプラント（図❹）：インプラント治療の普及に伴い、インプラント体の上顎洞内への迷入症例が増えてきている。不適切な診査診断に加え、不適切な埋入方法が原因の大半である。残根の迷入と同様に炎症性の反応を示す。

④粘液貯留囊胞：パノラマX線写真で2～10％の割合で認められる。洞粘膜上皮細胞が産生した粘液が何らかの理由で貯留したもので、上顎洞内にドーム状の不透過像を認める。炎症を起こしていない場合、無症状である。自然消失することもあり、積極的な加療は必要ないが、感染の波及に注意を要する。

⑤上顎洞炎（別項参照）

顎骨外（顎骨と重なっていない）のX線不透過像

①扁桃結石：稀。通常片側に1ないし数個認められるが、きわめて稀に両側に認められる。疼痛を訴えることがある。CT、MRIが診断に有効。

②リンパ節の石灰化：無症状なことが多い。CTで頸部に大小不同の塊状のリンパ節の石灰化が

X線不透過像

図❻ 右上顎洞後壁から側頭窩下に、直線のX線不透過像を認める

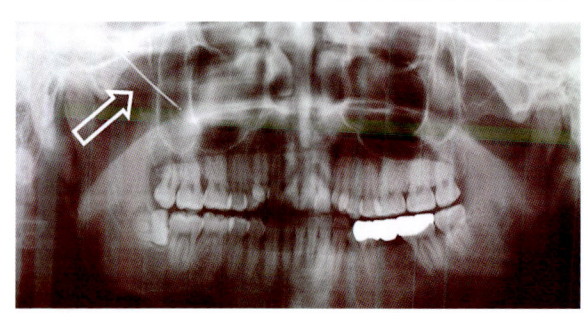

認められた場合は、結核性のものが多い。その際は、ツベルクリン反応検査、赤沈測定に加え、胸部X線検査を行う。
③静脈石（図❺）：とくに海綿状血管腫に存在する。血栓が器質化し、石灰化したもの。パノラマX線写真で認められる不透過像に相当する部位に、暗紫色の軟性腫瘤を認める。表在性であれば圧迫により退色する。血管腫の診断としてMRIが有効である。必要であればCT、血管造影などを行う。
④茎状突起過長症：茎状突起には茎突舌骨筋靱帯が付着する。何らかの原因でこの靱帯が仮骨化し長い茎状突起を形成する。頸部違和感、嚥下痛、耳痛を訴えることがある（Eagle's Syndrome）。
⑤頸動脈の石灰化：頸動脈の著明な石灰化による狭窄があった場合、パノラマX線写真上に白い斑点として認められることがある。脳梗塞、心筋梗塞などの脳・心臓血管障害などを発症する可能性もあるため、循環器内科、心臓血管外科へ紹介することが望ましい。
⑥唾石症（別項参照）

その他の不透過像

針（図❻）、魚骨など異物の迷入が認められることがある。病歴から判断する。疼痛、出血に伴う腫脹を認める。CT、MRIなどで三次元的な位置を把握する。

歯科・口腔外科 での治療対応

不透過像の原因をとらえて適切な処置を行う。

処置

①顎骨腫瘍が疑われた場合：口腔外科に紹介する。必要な検査の後、生検による病理組織診断を得、治療方針を決定するのが通常である。治療方法はその診断結果により大きく異なる。治療後の補綴治療のために、顎骨再建術などが行われる。近年では再生医療の応用が徐々に行われてきている。
②迷入歯：とくに下顎第3大臼歯歯根は舌側へ迷入することが多く、その際には顎舌骨筋を越えているか否かの判断は重要である。すみやかに口腔外科に紹介する。パノラマX線写真に加えCTで位置を適切に把握し摘出するが、全身麻酔下での処置が必要になることが多い。
③上顎洞内の歯・インプラント：迷入させた抜歯窩あるいはインプラント形成窩から摘出できれば行う。そうでなければ上顎洞の前壁を開窓し摘出する。存在部位によっては鼻腔からファイバーを用いて摘出する。この際は耳鼻科紹介となる。

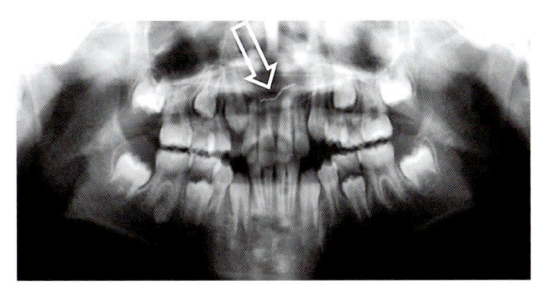

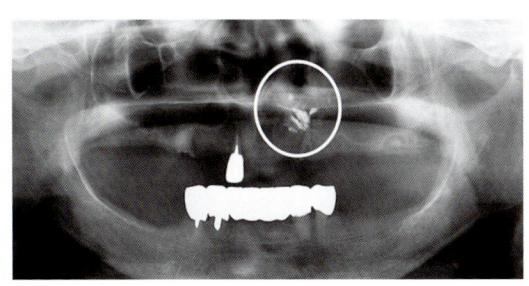

図❼　上顎前歯部にワイヤー状のＸ線不透過像が認められる。摘出術施行し、鉄製のものであったが、詳細は不明であった

図❽　左側上顎前歯部にまだらのＸ線不透過像が認められる。感染の徴候はなく、経過観察のみとなった

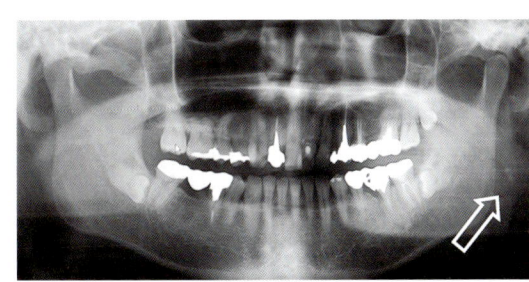

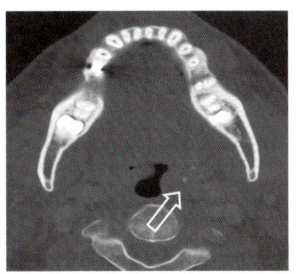

図❾　左下顎枝後方に豆粒大の小さなＸ線不透過像を複数認める。CTにて口蓋扁桃相当部に石灰化組織を示すような像が認められる

④静脈石：血管腫の治療を行うことになる。High-flowあるいはlow-flowで治療方針に違いはあるものの、通常、エタノール注入療法、塞栓術、レーザーによる光凝固、切除術などが行われる。
⑤異物：さまざまなＸ線不透過像を示す異物が描写される（図❼）。根充剤の流出が比較的多く認められる（図❽）。感染を起こしたものでは周囲軟組織ともに切除する必要性がある。基本的に骨内に存在する異物であれば口腔外科領域となる。必要な画像診査の後に、機能障害や症状があれば外科処置による摘出を行う。

医科での治療対応
処置
①扁桃結石（図❾）：Ｘ線不透過像は下顎枝の後方の顎骨外あるいは下顎枝と重なって描写される。CTでの精査によりその存在する解剖学的位置を確認できる。耳鼻咽喉科へ紹介する。症状がなければ経過観察とし、感染を起こした場合には消炎後、扁桃摘出術となる。
②リンパ節石灰化：リンパ節にカルシウムが沈着したもので硬結を伴う。転移リンパ節や結核にリンパ節石灰化を伴う報告がある。生検にて結核と診断された場合は、内科などへ紹介する。

（大場誠悟／朝比奈 泉）

オトガイ神経麻痺

下唇のしびれ、オトガイ神経麻痺は、手術や歯科処置後のものを除いては、原因として腫瘍、下顎骨骨髄炎などがあり、それらの疾患は画像検査によって発見されることが多い。

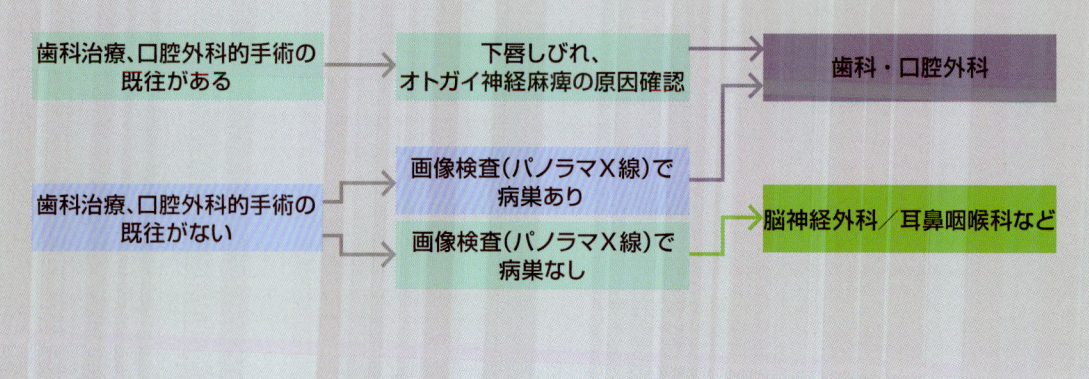

```
歯科治療、口腔外科的手術の    →   下唇しびれ、           →   歯科・口腔外科
既往がある                      オトガイ神経麻痺の原因確認

                                画像検査（パノラマX線）で
歯科治療、口腔外科的手術の    →   病巣あり
既往がない                      画像検査（パノラマX線）で   →   脳神経外科／耳鼻咽喉科など
                                病巣なし
```

病状・病態

　下歯槽神経は、下顎に分布する知覚神経であり、その終枝のひとつにオトガイ神経がある。オトガイ神経はオトガイ孔から出た後、3枝に分枝する（1枝：オトガイ枝、2・3枝：下唇枝）。オトガイ枝はオトガイの皮膚に分布し、下唇枝は下唇の皮膚と粘膜、唇側歯肉に分布する。

　オトガイ神経が麻痺すると支配枝の分布領域に種々の異常感覚がみられる。異常感覚の種類は誘発感覚と自発感覚の2つに分類される。誘発感覚には、無感覚、知覚低下、痛覚過敏、異痛症、不快感を伴う異常感覚、不快感のない異常感覚があり、自覚症状は、不快感を伴う異常感覚（疼痛、ピリピリ、じりじり感）と不快感のない異常感覚がある。

病因・分類

　下唇のしびれ、オトガイ神経麻痺の病因は、①医原性によるもの　②疾患によるもの　③原因が不明なものと大きく3つに分類される。
①医原性によるもの：手術後（下顎骨区域切除術、下顎枝矢状分割術、観血的整復固定術、インプラント植立術、智歯抜歯術など）、歯科治療後（抜髄などの根管処置、下歯槽神経への伝達麻酔、局所麻酔など）
②疾患によるもの：腫瘍、骨髄炎、外傷など
③原因不明：①の医原性については、問診で既往歴を聴取すれば下唇のしびれ、オトガイ神経麻痺の原因となっているか否かを推測できる。②の疾患によるものは、パノラマX線検査などで、下唇のしびれ、オトガイ神経麻痺の原因となる病巣の有無を確認する。もし明らかな病巣がない場合は、脳神経外科、内科、耳鼻科などでCT、MRI、血液検査などを行い、異常がないか精査する。
　以上の検査で異常がみつからない場合、③の原因不明なものと考えられる。

検査

[知覚機能検査]
1）自覚症状の聴取
2）知覚検査
①定量的検査：SW知覚検査（図❶）、二点識別閾検査
②定性的検査：痛覚検査、電気生理学的検査（電流知覚閾値検査、矩形波電流刺激検査）、温度刺激検査（図❷）

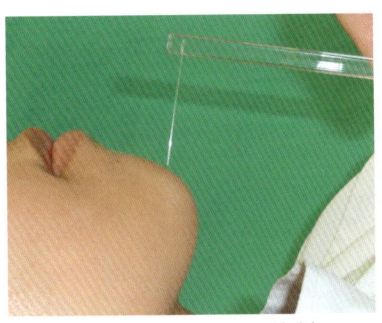

図❶ SW知覚検査（定量的検査） 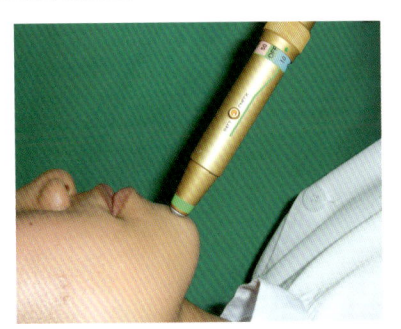　　図❷ 温度刺激検査（定性的検査）

　知覚機能検査では、正確な自覚症状の把握と定量・定性的知覚検査の多角的評価が重要となる。
[画像検査]
　パノラマX線、CTでの病巣の有無の確認または治療後の病態の把握
[血液検査]
　白血球数、CRP、赤沈、腫瘍マーカーなど

症例

[症例1] 右オトガイ部の麻痺と右側下顎臼歯部歯肉の潰瘍を主訴に来院した下顎歯肉がん（T4N1M0；扁平上皮がん）の1例
　下顎骨区域切除術、全頸部郭清術、大胸筋皮弁による即時再建術を施行。現在も右オトガイ部の知覚鈍麻を認める（図❸）。

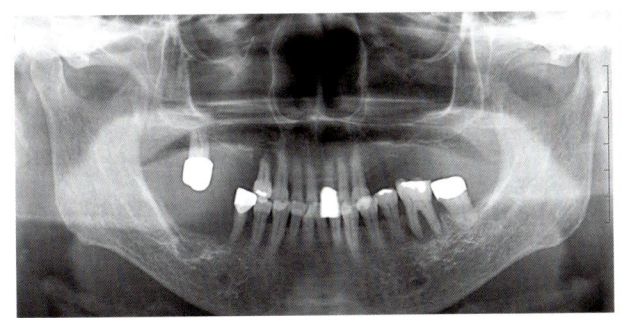

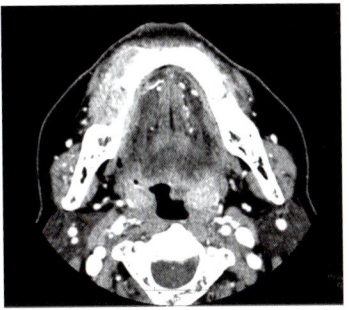

図❸　右側下顎臼歯部に境界不明瞭な透過像を認め、下顎管までの骨破壊像が認められる

オトガイ神経麻痺

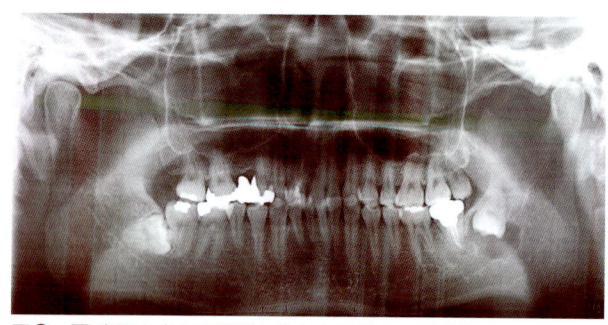

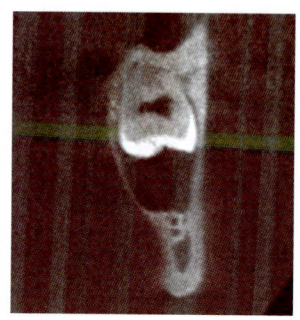

図❹ ⎿8歯冠を含み下顎管と接した部位まで透過像がみられる

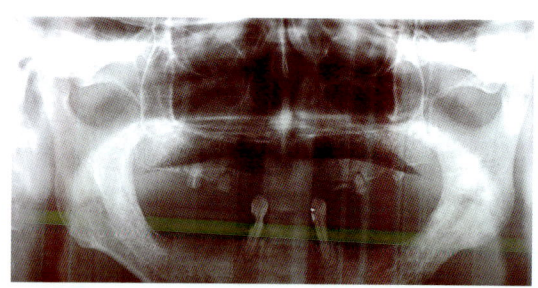

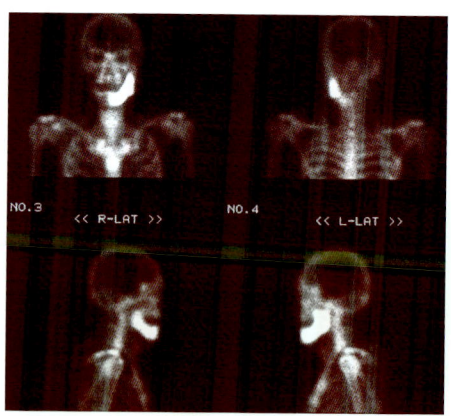

図❺ 左下顎臼歯部を中心にび慢性に骨吸収像が認められ、骨シンチグラフィの所見では病巣部に一致して異常な集積像が認められる

［症例2］術前に左オトガイ部の麻痺を認めた含歯性嚢胞の1例
　嚢胞摘出術、⎿8抜歯を施行後、左側オトガイ部の麻痺は数ヵ月後に消失した（図❹）。

［症例3］左側下顎部の疼痛、腫脹、左オトガイ部、下唇のしびれの症状がみられた下顎骨骨髄炎
　薬物療法、外科的療法（掻爬、皮質骨除去）、局所持続洗浄療法、高気圧酸素療法を行い、疼痛、腫脹はほとんど改善されたが、下唇のしびれ、オトガイ神経麻痺は軽度残存している（図❺）。

歯科・口腔外科での対応

　原因除去が可能な場合はまず原因除去を行う。つまり下顎管内異物除去術（残存歯根、インプラント、歯科材料、骨片など）を施行、あるいは病巣（腫瘍、嚢胞など）に対する外科的治療を行う。重度の神経損傷では、神経修復手術（神経縫合術、神経移植術）などの外科的対応での治療を行う場合もある。

　原因除去を行っても下唇のしびれ、オトガイ神経麻痺の改善がない場合はビタミンB12製剤やアデノシン三リン酸（ATP）製剤などの投与を行う（表❶）。抗うつ薬、抗けいれん薬の投与や星状神経節ブロック、近赤外線照射、鍼灸療法をなどが有効なこともある。

表❶　オトガイ神経麻痺に対して頻用される処方の一例

処 方 例
メコバラミン（メチコバール®）1,500μg/分3 アデノシン三リン酸二ナトリウム水和物（アデホスコーワ腸溶錠®）120mg/分3

他科での治療対応

　歯科・口腔外科以外の対応としては、内科、脳神経外科、耳鼻科などが考えられるが、全身的な精査を行うために、CT、MRIによる画像検査や血液検査などを行う。これらの検査で下唇のしびれ、オトガイ神経麻痺の原因と考えられる疾患が確認された場合は、その疾患に応じた必要な治療を行う。

（武知正晃 / 鎌田伸之）

局所麻酔薬アレルギー

局所麻酔アレルギーでもっとも注意しなければならないのは、局所麻酔後短時間のうちに意識消失、呼吸停止、循環虚脱を生じるアナフィラキシーである。

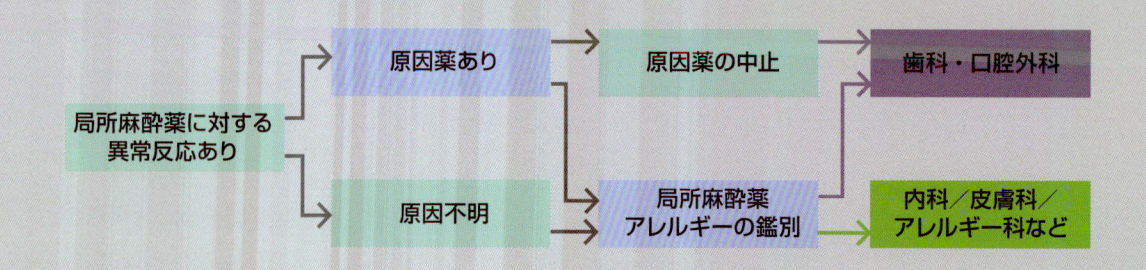

```
局所麻酔薬に対する     →  原因薬あり  →  原因薬の中止       →  歯科・口腔外科
異常反応あり           →  原因不明    →  局所麻酔薬         →  内科／皮膚科／
                                        アレルギーの鑑別       アレルギー科など
```

病状・病態

　局所麻酔薬注射開始後に、胸部圧迫感、紅斑、蕁麻疹などの皮膚症状、悪心、嘔吐などの消化器症状、喘鳴、喉頭浮腫による気道閉塞などの呼吸器症状、顔面蒼白、動悸、頻脈、不整脈などの循環器症状が現われ、意識喪失、まれに心停止などの生命の危機に至ることもある。

病因・分類

　局所麻酔薬アレルギーは、局所麻酔薬を投与された生体が薬効とは無関係に免疫学的機序によって反応して生じる病態である。そのなかでもっとも注意しなければならないのが、アナフィラキシーである。アナフィラキシーは、アレルゲンが抗体の一種であるIgEに結合して、それにより活性化した肥満細胞からヒスタミンが分泌されることで引き起こされると考えられている。一方で最新の研究結果では、この機序とはまったく別に、好塩基球・IgG・血小板活性化因子が主役を演じるとする新たな発症機構が存在することが報告されている。

　歯科治療でもっとも一般的に用いられている局所麻酔薬、キシロカイン（塩酸リドカイン）に対するアレルギーは数万人に1人といわれ、きわめて可能性が低いといわれている。臨床においても歯科治療が必要だが、過去の局所麻酔薬使用時の身体反応から局所麻酔薬アレルギーと診断されてしまう患者は多い。このような患者20名について、皮膚テストおよび漸増皮下注射で行うチャレンジテストにより、局所麻酔薬リドカイン（キシロカイン）に対する即時型アレルギーの有無を検討した興味深い報告がなされている。山口らは、17例（85％）でチャレンジテストは陰性であり、大多数の症例でアレルギーではないことが判明し、その後の局所麻酔が可能となったと報告している。

　一方で、アレルギーがある場合も、麻酔薬に含まれている保存薬であるパラオキシ安息香酸メチル（メチルパラベン）が原因であることが多いといわれている。しかし、現在日常臨床でおもに使用している歯科用局所麻酔薬カートリッジ（塩酸リドカイン製剤：図❶）にはメチルパラベンは無添加のため、これらを使用する限りは、メチルパラベンが原因のアレルギーは考慮する必要はない。

検査

問診　局所麻酔薬アレルギーが疑われたときの状況を詳しく問診し、アレルギーであったかどうか判断する。

表❶ 歯科用局所麻酔薬カートリッジ内容物

商品名	血管収縮薬	添加物
塩酸リドカイン製剤		
歯科用キシロカインカートリッジ	エピネフリン	ピロ亜硫酸ナトリウム
オーラ注カートリッジ	酒石酸水素エピネフリン	ピロ亜硫酸ナトリウム
キシレステシンAカートリッジ	エピネフリン	乾燥亜硫酸ナトリウム
塩酸プロピトカイン製剤		
歯科用シタネストーオクタプレシンカートリッジ	フェリプレシン	パラオキシ安息香酸メチル
塩酸メピバカイン製剤		
スキャンドネストカートリッジ3%	—	—

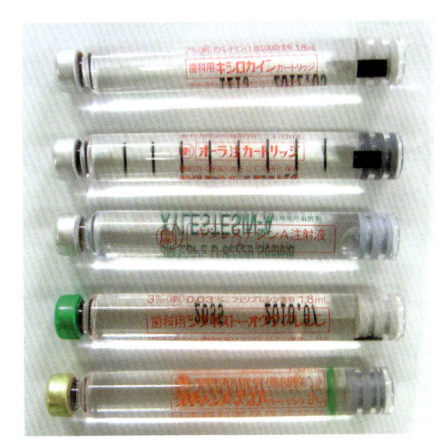

図❶ 代表的な歯科用局所麻酔薬カートリッジ

生体内検査 チャレンジテスト、PCT（段階的チャレンジテスト）、皮内試験、スクラッチテスト、プリックテスト、パッチテストなどがあるが、実施にあたっては静脈路の確保と心肺蘇生が行える準備が必要であり、バイタルサインのモニタリングを行う必要がある。皮膚科、アレルギー科などで行われることが多い。

生体外検査 リンパ球刺激試験 など。

症例

[症例1]

歯科治療中にアナフィラキシーショックにより死亡した事例。患者は4歳女児。カリエス治療のため、歯肉に歯科用局所麻酔薬オーラ注カートリッジ約0.9mLを注射した。両手・両足を体幹に固定するようにバスタオルで巻いたのち母親が診療台上に押さえて固定した。

治療開始約30分後、ラバーダムシートを除去したところ女児の顔色の変化に気づき、人工呼吸・閉胸式心マッサージを開始した。救急車を要請し病院に搬送・治療を行ったが間もなく死亡した。解剖検査所見では、死因はアナフィラキシーショックと判断された（引用文献：日本法医学雑誌60：120-124，2006）。

局所麻酔アレルギー

[症例2]
　症例1と同じく歯科治療中にアナフィラキシーショックにより死亡した事例。
　患者は24歳の女性。カリエス治療のため、上顎歯肉に歯科用局所麻酔薬2％キシロカインカートリッジ2.8mLを注射した。
　注射する際は4回に分けて行い、最後の約0.5mL注射したところで、突然患者が左手を頭のほうに挙げて具合が悪いことを示す合図をした。担当歯科医師は、局所麻酔を中止し、うがいをするように指示をしたが、患者はうがいができず、数回の深呼吸の後に呼吸が停止した。ただちに患者に酸素マスクを装着させたが、患者はしばらくして全身けいれんを起こした後、失禁した。担当歯科医師は、これ以上の処置は自分では不可能と判断し、近隣の外科開業医の応援を要請した。かけつけた外科医は救命救急処置を行い、救急車にて病院に搬送・治療を行ったが、間もなく死亡した。
　解剖検査所見では、死因はアナフィラキシーショックと判断された（引用文献：臨床と研究 81：140-141，2004）。

歯科・口腔外科での治療対応

　局所麻酔薬アレルギーが疑われた場合は、原因と考えられる薬剤の投与（注射）をただちに中止する。さらに、バイタルサイン、症状・程度の確認を行い、アナフィラキシーが疑われた場合には、気道の確保と酸素投与、静脈路の確保と輸液による循環血液量確保が初期治療として重要である。
　エピネフリン、抗ヒスタミン薬、ステロイド薬などを適宜投与する。症状が重い場合には、心肺蘇生に準じたモニター監理と、治療が望まれる。一般の歯科医院でこれらをすべて施行することは困難であるため、できる限りの対応をしながら、対応可能な施設にすみやかに移送する。このような事例が発生する前に日常から、局所麻酔薬アレルギーに対する正しい知識とAED（図❷：自動体外式除細動器）の正しい使用法、BLS（Basic Life Support）などの救命処置の習熟が必要である。現在、日本救急医学会と日本口腔外科学会が共同で行っている「DCLS（Dental Crisis Life Support）」という歯科関係者のための緊急事態対応・救命処置コースも存在しており、非常に興味深い（http://www.dcls-web.com/index.html）。
　また、近隣医療機関との協力関係の構築は必要不可欠である。

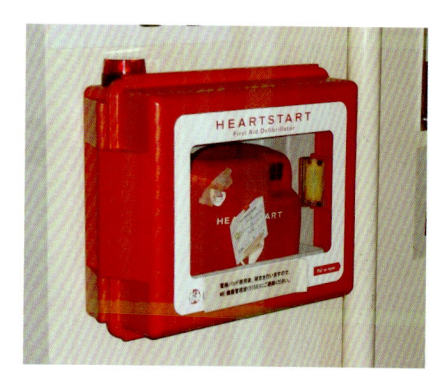

図❷　壁に設置されたAED（自動体外式除細動器）。心臓の動き（心電図）を自動解析し、電気ショックが必要な方にのみ電気ショックを流す仕組みになっているので、安心して使用できる

内科での治療対応

　治療方針としては、歯科・口腔外科での治療対応と大差はない。発症時に行う検査として、白血球分画を含めた全血算、血漿中のヒスタミン濃度、血中トリプターゼがある。血算でヘマトクリットの上昇、好塩基球の消失は、症状へのアナフィラキシーの関与が考えられる。血漿中のヒスタミン濃度が20nM/l以上のとき、ヒスタミンの関与が考えられる。また、トリプターゼは肥満細胞の脱顆粒によって放出されるため、濃度が25μg/lに上昇していれば、アナフィラキシー反応が起きたことが示唆される。

（小野重弘/鎌田伸之）

参考文献

【顎変形症】
1) 高橋庄二郎, 黒田敬之, 飯塚忠彦, 編：顎変形症治療アトラス. 医歯薬出版, 東京, 2001.
2) 顎変形症診療ガイドライン. （社）日本口腔外科学会学術委員会診療ガイドライン策定小委員会顎変形症ワーキンググループ.

ビスフォスフォネート剤と歯科

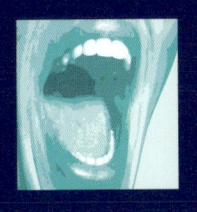

ビスフォスフォネート（BP）の薬理作用

BPの構造

―骨組織内に親和性が高い構造を示す―

ビスフォスフォネート（Bisphosphonate＝以下BP）は、生体内に存在するピロリン酸のP-O-P骨格の中心部分に存在する酸素（＝O）を炭素（＝C）に置換し、生体内での代謝を受けにくいP-C-P構造に変えた低分子化合物である。

このP-C-P構造は、骨組織（ないし硬組織）の基質物質のひとつのハイドロキシアパタイトに結合し、その部位に存在する骨組織内細胞（主として破骨細胞）に取り込まれる。このためBPは、投与後長期に骨組織内に沈着し局所濃度が保たれることも知られている。

中心部分に存在する炭素（＝C）が4価のため、側鎖が2個（R1とR2）結合するが、その側鎖に窒素（＝N）を含むか否かにより2大別される（表❶）。

BPの薬理作用

―窒素含有BPは破骨細胞抑制というより、細胞内機能蛋白であるsmall G蛋白質の機能抑制と考えると薬理作用が把握しやすい―

窒素を含まないBPは、その構造の類似性から高エネルギー化合物の"ATPもどき（＝機能のないATP）"として、細胞内に取り込まれるが、ATPが関連する各種の代謝を障害し、破骨細胞をおもな標的細胞とする細胞障害を起こす。

一方窒素含有BPは、コレステロール合成経路として知られるメバロン酸代謝系のファルネシルピロリン酸合成酵素を阻害し、コレステロール合成を抑制するとともに、蛋白質の機能維持に重要な脂質側鎖であるファルネシル基の合成も阻害する。

ファルネシル基を有するファルネシル化蛋白質は細胞増殖に重要な機能を有することが明らかとされた。とくに低分子量G蛋白質（＝小分

表❶ BPの基本骨格

一般名	構造 R1	R2	効力比*
エチドロネート	−CH₃	−OH	1
チルドロネート	−S−（ベンゼン環）−Cl	−H	～10
クロドロネート	−Cl	−Cl	～10
パミドロネート	−(CH₂)₂NH₂	−OH	～100
アレンドロネート	−(CH₂)₃NH₂	−OH	100～1,000
インカドロネート	−NH−（シクロヘプタン）	−H	100～1,000
リセドロネート	−CH₂−（ピリジン）	−OH	1,000～10,000
イバンドロネート	CH₂−CH₂−N(CH₃)(CH₂)₄CH₃	−OH	1,000～10,000
ミノドロネート	−CH₂−（イミダゾピリジン）	−OH	10,000～
ソレドロン酸	−CH₂−（イミダゾール）	−OH	

*：エチドロネートを1としたときの骨吸収抑制活性（ラット）

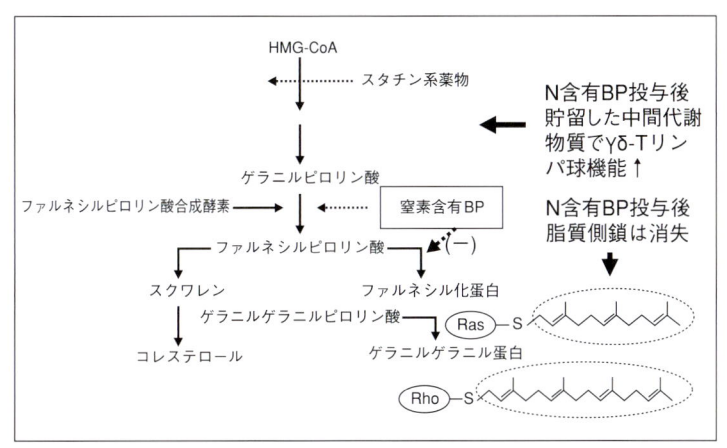

図❶　細胞内メバロン酸経路に対する窒素含有BPの作用

子G蛋白質＝small G蛋白質）は、哺乳動物のDNAの中のかなりの部分を占め、細胞増殖、シグナル伝達などに関与することが知られているが、蛋白単体では機能せず、側鎖に脂肪側鎖（ファルネシル基）が結合（＝この反応をプレニル化という）し、機能することが知られている。

　窒素含有BPは、これらのsmall G蛋白質（Ras，Rho，Rac，Cdc42等）の蛋白質部分には影響がないが、脂質側鎖であるファルネシル側鎖の合成を阻害するため、低分子量（＝小分子）G蛋白質の機能障害を起こす。すなわち、窒素含有BPはsmall G蛋白質の翻訳後脂質修飾（post-translational lipid modification）であるプレニル化を阻害する薬剤である（図❶）。

　骨組織内の骨基質吸収がその主機能のひとつである破骨細胞は、増殖や抗アポトーシス作用などの細胞機能の多くが脂質側鎖が付いたsmall G蛋白質に依存していることが知られている。このため窒素含有BP投与後に、small G蛋白質（GTPase活性を有する）の脂質側鎖が奪われると、細胞機能障害が発生する。

　マウスモデルでの検討ではin vitroでもin vivoでも、窒素含有BP投与後形態学上破骨細胞のapoptosis誘導が確認できるとの報告、破骨細胞の形成、分化、細胞融合の抑制が確認できるとの報告、細胞内蛋白のactinの異常を惹起するとの報告、MM間質での破骨細胞の骨吸収に重要な作用を有するruffled border形成を阻害す

るとの報告などがされている。これらは窒素含有BPの破骨細胞抑制機能の諸側面を示している。

　加えて窒素含有BPであるパミドロネートやゾレドロン酸は、骨組織内の破骨細胞抑制物質であるosteoprotegerin（＝OPG）の産生を亢進させることも知られている。OPGの局所濃度が上昇すると、破骨細胞刺激物質であるRANKLが一部OPGと結合しRANKLが本来結合する破骨細胞のRANKとの反応が障害され、破骨細胞の活性化が阻害される。

窒素含有BPは破骨細胞以外の細胞機能抑制作用を有する

ー窒素含有BPは細胞機能に必須なsmall G蛋白質脂質側鎖合成阻害剤と考えようー

　BPは上記の如くsmall G蛋白質の脂質側鎖合成阻害剤なので、腫瘍細胞の増殖が脂質側鎖が付いた（プレニル化された）small G蛋白質に依存している際には、直接的な抗腫瘍効果を示す可能性が指摘されている。BPによる腫瘍の転移抑制作用もこの機序を介する可能性が考えられる。

　一方、small G蛋白質に機能発現のかなりの部分を依存している生体内の各種細胞も窒素含有BPで機能障害に至る可能性も考慮しておく必要がある（たとえば、単球やマクロファージ系細胞の機能抑制など）。私見であるが健常人末梢血由来単核球をBPに暴露させると高濃度ではapoptosisが誘導されるとともに、細胞内か

図❷

BPの薬理作用

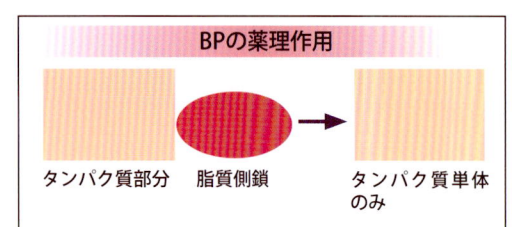

- Small Gタンパク質は脂質側鎖存在下に脂肪増殖・抗アポトーシス作用を示す
- はだかのSmall Gタンパク質は細胞増殖を支持できない

ら発熱物質が遊離することも確認している。

窒素含有BP製剤は一部のリンパ球分画を刺激する

―窒素含有BPが阻害したメバロン酸代謝の上位物質は貯留しリンパ球を刺激する―

窒素含有BPはメバロン酸代謝系のファルネシルピロリン酸合成酵素を阻害する。このことは、代謝過程のなかで、阻害を受けた作用点より下位の物質の産生が低下することを意味するとともに、阻害を受けた作用点より上位の物質が貯留することを意味している（図❷）。後者の貯留物質はリンパ球の一部の分画（γδ-Tリンパ球）の刺激作用に関係していることも報告されている。この機序もBPの抗腫瘍作用の一端と考えられている。

BP投与時の留意点

―一般にBPの毒性は低いが、顎骨壊死（別記）以外にも、発熱、腎障害、異所性石灰化、皮疹、ぶどう膜炎、甲状腺機能障害、肝障害など、多様な有害事象が知られている―

一般にBPの毒性は低く比較的安全に使用できる。しかし静注BP後、比較的頻度高く経験されるのは、数日以内の一過性の発熱である。BP投与により発熱を生じた症例では、ときに一過性のCRP上昇、K上昇、FDP陽性を伴うこともある。

またBPは血清カルシウム低下作用を有するので、血清カルシウム、リン、マグネシウム、カリウム等の電解質異常への注意が必要となる。なお、BPは肝でほとんど代謝を受けず、投与された量の大部分はすみやかに骨に集積し、長期間にわたって骨に留まる骨組織に沈着しなかったぶんは、尿中に排泄される腎排泄型の薬剤である。

BPの急速静注による血中濃度の過度の上昇は、血中のカルシウムと錯体を形成し腎尿細管を障害する危険性もあり、投与時間には注意が必要である。各種疾患に対するBP投与ガイドラインでも腎機能障害の程度に応じたBPの至適投与方法が呈示されている。

BPはまれに急性尿細管壊死や、高度の蛋白尿、ネフローゼ症候群、限局性糸球体硬化症、腎障害に伴う二次性の多彩な電解質異常等を生じることもあるので、一定頻度での腎障害の評価は必須であると考えられる。

（三輪哲義）

【参考文献】

1) Rosen LS, Gordon D, Kaminski M, et al：Zolendronic acid versus pamidronate in the treatment of skeletal metastases in patients with breast cancer or osteolytic lesions of multiple myeloma：a phase III, double-blind, comparative trial. Cancer J 7（5）：377-387, 2001.
2) Shipman CM, Croucher PI, Russell RG, et al：The bisphosphonate incadronate（YM175）Causes apoptosis of human myeloma cells in vitro by inhibiting the mevalonate pathway. Leu Res 58（23）：5294-5297, 1998.
3) Iguchi T, Miyakawa Y, Yamamoto K, et al：Nitrogen-containing bisphosphonates induce S-phase cell cycle arrest and apoptosis of myeloma cells by activating MAPK pathway and inhibiting mevalonate pathway. Cell Signal 15（7）：719-727, 2003.
4) Kunzmann V, Bauer E, Feurle J, et al: Stimulation of gammadelta T cells by amino-Bisphosphonates and induction of antiplasma cell activity in multiple myeloma. Blood 96（2）：384-392, 2000.
5) Hofbauer LC, Shopper M：Clinical implications of the osteoprotegerin/RANKL/RANK System for bone and vascular disesase. JAMA 292:490-495.
6) Rogers MJ, Gordon S, et al: Cellular and molecular mechanisms of action of bis-Phosphonates. Cancer 88:2961-2978, 2000.
7) Markowitz GS, Fine PL, Stack JI, et al：Toxic acute tubular necrosis following treatment with zoledronate（Zometa）Kidney Int 64（1）：281-289, 2003.
8) Weber CK, Friedrich JM, Merkie E, et al: Reversible metastatic pulmonary calcification in a patient with multiple myeloma. Ann Hematol 72(5):329-332, 1996.

乳がん治療の観点から

　乳がんは、女性の悪性腫瘍のうち40〜60代ではもっとも多い疾患であり、近年増加傾向を示している。乳がんの治療は、手術を基本としながら、内分泌療法、化学療法、分子標的治療、放射線療法などを必要に応じて組み合わせて行う集学的治療が行われる。その結果、治療成績の向上が認められるようになった。

　手術により摘出を行った後、乳がんが再発する場合には、再発臓器として、局所（リンパ節を含む）、骨、肺の順に多いとされている。骨は再発転移の頻度の高いがんのひとつである。乳がんの骨転移は、がんの根治は望めないものの、骨転移が明らかになってからの平均生存期間は18〜26ヵ月とされ、比較的長期生存が期待できる。

　乳がんの骨転移形態は溶骨性変化が主体であり、進行すると治療や病態による骨関連事象（SRE；skeltal related event）、すなわち骨痛、病的骨折、骨折あるいは骨折予防のための整形外科手術、痛みに対する放射線治療、高カルシウム血症、脊髄圧迫による神経障害などが加わり、患者のQOL（Quality of Life）を大きく損なうこととなる。したがって、乳がん骨転移に対する治療方針はSREの時期を遅らせ、QOLを保つこととなる。

　BPは、内分泌療法あるいは化学療法と併用することでSREの発現を減らし、最初のSREまでの期間を延長することが期待できることから、2003年米国臨床腫瘍学会（ASCO）ガイドラインおよび日本乳癌学会の乳癌診療ガイドライン2008年版で乳がん骨転移に対しての使用が推奨されている。しかし生存期間の延長は認められない。

　わが国で乳がん骨転移に対して承認されているBP剤は、注射薬のパミドロネート（アレディア®）とゾレドロネート（ゾメタ®）である。2剤の直接比較試験でゾレドロネートのほうがSREを減少させる効果が高かった点、投与方法においてパミドロネートは2時間以上点滴を4週ごとに行うのに対して、ゾレドロネートは点滴15分を4週ごとに行うなど簡便である点から、現在ゾレドロネートが標準治療薬となっている。

　このようにBPは、乳がん骨転移治療にとって有用な薬剤であることは間違いない。しかし近年、その副作用である顎骨壊死（BRONJ；bisphosphonate rerated osteonecrosis of the jaw）が注目されている。BRONJの発現頻度は、経口剤に比べて注射薬で多く、悪性腫瘍の場合0.88〜1.15％とされ、とくに投与中の抜歯施行率は6.67〜9.1％と、骨粗鬆症など他のBP適応疾患に比べて高頻度に認められる。BRONJは発赤、腫脹、疼痛といった炎症症状が8週間以上継続し、患者のQOLに影響を与え、必要な化学療法を継続できないなど治療の妨げになる。再発乳がんの治療において、BRONJはできるだけ避けたい病態である。

　BRONJの発症機序については十分明らかでないが、口腔細菌の感染が大きな引き金となることから、口腔内の衛生状態を良好に保つことが壊死予防に有効であることがわかってきた。山形大学医学部第一外科ではBRONJ症例を経験してから、歯科・口腔外科を受診させ、口腔内のチェックをしてからゾレドロネートの投与を開始する方針としている。

　今後、乳がん骨転移の治療に関して、乳腺科と歯科口腔外科との連携の必要性が増えるものと思われる。

（鈴木明彦／木村　理）

リウマチ治療の観点から

近年、骨粗鬆症とその関連骨折によるADL、QOL障害やmortalityとの関連が注目され、骨粗鬆症に伴うQOL障害は関節リウマチ（RA）に伴うQOL障害と同程度であるとされる。つまり、RAに骨粗鬆症を合併するとより重度のQOL障害を起こすことになる。さらに、人工関節の緩みや脊椎固定術後のトラブルの原因ともなり得る。また、骨粗鬆症に伴う骨強度の劣化はRAにおける関節破壊をも助長することが明らかとなっている。このような観点からRAにおいては骨粗鬆症の治療に積極的に取り組む必要があるといえる。

RAにおける骨粗鬆症関連骨折

骨粗鬆症に伴う骨折の危険因子として、年齢、骨密度以外の大腿骨頸部骨折の危険因子を表❶に示すが、そのなかにRAとステロイドの全身投与が含まれる。つまり、RA患者は骨密度や年齢と無関係に骨折リスクが増加し、さらにステロイドを投与するとさらなる骨折リスクの増加が起こることになる。骨粗鬆症関連骨折の面からはかなりの高リスク症例といえる。ちなみに、ステロイドの骨折からみた安全域はなく、1日プレドニゾロン換算で2.5mg以上の使用例では投与開始後3～6ヵ月で骨折リスクは最大に達することから、ステロイド投与と同時に骨粗鬆症の一次予防が必要となる。さらに、3年以上の長期投与では最大50％、1年の投与でも最大17％の新規椎体骨折発生率がある。

RAにおける骨粗鬆症の治療

RAに伴う骨粗鬆症の診断には原発性骨粗鬆症の診断基準が用いられ、ステロイド投与例では、ステロイド性骨粗鬆症の管理と治療ガイドラインが用いられる。治療薬としてもっとも骨折予防効果のエビデンスが明らかなのはBP製剤である。ステロイド投与例を含むRA患者を対象とし新規椎体骨折発生をエンドポイントとするRCTで最長36ヵ月の観察の結果、BP製剤、とくにアミノBP製剤は、活性型ビタミンD3製剤単独投与に比し90％近く新規椎体骨折を抑制した。

ステロイド性骨粗鬆症では、BP製剤により1年間で約40％以上、2年間では90％の新規椎体骨折予防効果が確認されている。

BP関連顎骨壊死（BRONJ）との関連

もっとも骨折リスクが高いステロイド性骨粗鬆症に対しては、10万人にBP製剤を投与すると12,500例から20,000例の骨折患者を救うことができる。一方、ステロイドはBRONJの危険因子のひとつとされるが、経口BP製剤の場合その発生は10万人あたり数人までと考えられ、ベネフィットがリスクをはるかに上回るといえる。しかしながら、RA患者は手の障害から口腔内ブラッシングが困難な例もあり、骨折防止のためにBP製剤を投与するとともに口腔内チェックおよびその衛生状態の維持、改善を歯科の先生にお願いし、BRONJの発症予防に努める必要があると考える。

（宗圓　聰）

表❶　年齢、骨密度以外の大腿骨骨折の危険因子

リスクファクター	骨密度で調整なし 相対リスク	95%信頼域	骨密度で調整 相対リスク	95%信頼域
Body mass index (20 vs 25kg/m²)	1.95	1.71-2.22	1.42	1.23-1.65
Body mass index (30 vs 35kg/m²)	0.83	0.69-0.99	1.00	0.82-1.21
50歳以降の既存骨折	1.85	1.58-2.17	1.62	1.30-2.01
親の大腿骨頸部骨折の既往	2.27	1.47-3.49	2.28	1.48-3.51
現在の喫煙	1.84	1.52-2.22	1.60	1.60-3.15
これまでのステロイドの全身投与	2.31	1.67-3.20	2.25	1.27-2.02
飲酒（毎日2単位を超す）	1.68	1.19-2.36	1.70	1.60-3.15
関節リウマチ	1.95	1.11-3.42	1.73	0.94-3.20

骨粗鬆症治療の観点から

骨粗鬆症とは

骨粗鬆症とは"骨強度の低下を特徴とし、骨折のリスクが増大しやすくなる骨格疾患"とされる。すなわち腰痛や骨折などの臨床症状がなくても、骨折のリスクが高まっていれば診断される。したがって、歯周病と同様に「沈黙の疾患」と呼ばれ、本人の気がつかないうちに進行する例が多い。

骨粗鬆症の最大の原因は閉経後の骨量減少で、これに加齢や運動不足、カルシウム不足などが加わって発症する。遺伝的素因や喫煙・飲酒などの生活習慣も関与することが知られていて、多因子性疾患である。骨粗鬆症の診断基準（2000年版）では、脆弱性骨折の既往がある症例では骨密度がYAM（young adult mean；若年成人平均値［20〜44歳］）の80％未満、骨折を有しない症例ではYAMの70％未満であれば骨粗鬆症と診断される。

骨折の発生率と予後

脆弱性骨折の発生率は加齢に伴って上昇し、脊椎骨折の患者数がもっとも多く、大腿骨近位部骨折がそれに次ぐ。50歳の標準的日本人女性のライフタイムリスク（死ぬまでに骨折が発生する確率）は、脊椎骨折が37％、大腿骨近位部骨折が20％と高い。骨折・転倒は要介護に至る原因疾患の第3位を占め、大腿骨近位部骨折では骨折1年後に45％が自立困難となることが知られている。また、脊椎骨折、大腿骨近位部骨折ともに生命予後をも悪化させ、とくに大腿骨近位部骨折の死亡率は1年で10％強、2年で約25％で一般高齢者よりも有意に高い。

高齢化が急速に進んでいるわが国では、高齢者骨折の急増が危惧されている。2007年1年間に約130万人の脊椎骨折が発生したと推計され、2030年には年間180万人の発生が見込まれている。また大腿骨近位部骨折は2007年1年間に約16万人発生し、2030年には26〜30万人と倍増すると推計される。したがって、確実で効率のよい骨折予防を行うことが喫緊の課題となっている。

骨粗鬆症治療におけるビスフォスフォネートの有用性

骨粗鬆症治療薬のなかで骨折抑制効果が大規模試験で証明されているのは窒素含有BP製剤（アレンドロネート®、リセドロネート®、ミノドロネート®）、女性ホルモン、ラロキシフェンである。それらの試験結果では、薬剤投与群のプラセボ群に対する骨折発生相対リスクの低下は、BP製剤が41〜59％、ラロキシフェンが30〜55％である。さらに二重盲検下の大規模臨床試験で、プラセボ群に比較して大腿骨近位部骨折の有意な抑制効果が証明されているのはBP製剤と女性ホルモンである（図❶）。このうち、女性ホルモンは骨折予防の目的のみでは使用されないため、現時点では窒素含有BPのみが大腿骨近位部骨折予防にもっとも有効な薬剤であり、その使用が推奨されている。

◎

骨粗鬆症治療においてBP製剤の有用性はきわめて高く、その適応範囲も広い。北欧、北米では大腿骨近位部骨折発生率の低下が確認されていて、BP製剤による治療が奏効したためと考察されている。BP製剤は今後も広い範囲で骨粗鬆症治療に用いられるため、その適切な使用が求められる。

（萩野　浩）

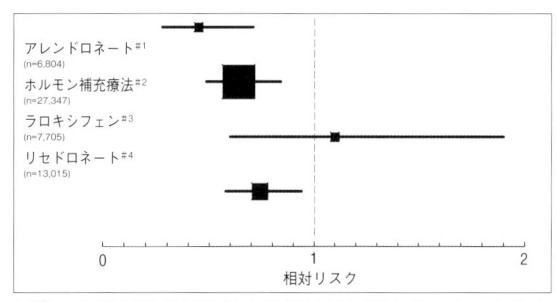

図❶　大腿骨近位部骨折の抑制効果に関するメタアナリシス（Liberman UA, et al: Int J Clin Pract 60:1394-1400, 2006より引用改変）
#1：椎体骨折ありまたは骨密度≦−2.5SD、#2：骨粗鬆症例および非骨粗鬆症例、#3：椎体骨折ありまたは腰椎骨密度≦−2.5SDまたは大腿骨近位部骨密度≦−2.0SD、#4：骨粗鬆症例または80歳以上で転倒リスクを有する例

多発性骨髄腫治療の観点から

多発性骨髄腫とはどんな疾患か？
<mark>－骨髄腫は成熟血液細胞の形質細胞の腫瘍－</mark>

　急性白血病、悪性リンパ腫、多発性骨髄腫（multple myeloma=MM）は3大造血器腫瘍と呼ばれている。この3者のなかで、高頻度で骨病変を認める疾患がMMである。

　骨髄では、すべての血液細胞に分化する能力を有する多能性造血幹細胞から、白血球系幹細胞、赤血球系幹細胞、血小板系幹細胞の3系統の細胞に分化する。このうち白血球系幹細胞からリンパ球系幹細胞と非リンパ球系幹細胞に枝分かれしていき、リンパ球系幹細胞はTリンパ球、Bリンパ球、NKリンパ球に分化する。このうちBリンパ球は、さらに成熟し最終分化段階に至ると形質細胞となる。

　この形質細胞は、ほとんどが静止期にあり、細胞分裂をほとんど行わないことが知られているが、多数の病原体の暴露時などに、病原体に対する十分量の抗体産生のために、稀に分裂することが知られている。分裂時に、分裂の異常ないし突然変異が起こり、腫瘍性の形質細胞が誕生することがある。この腫瘍性形質細胞が、骨髄中で徐々に増殖し、骨髄での正常造血を抑制する。加えて、抗体もどきの異常蛋白であるM蛋白（monoclonal proteinの略）が血液中に出現したり、このM蛋白が腎臓に沈着し腎障害を合併する。また、造骨細胞を抑制する成分（DKK-1など）を分泌する一方で、破骨細胞を刺激する成分（MIP-1α）も分泌し、結果として溶骨性病変がしばしば生じる疾患を、多発性骨髄腫（MM）と呼ぶ。

　MMはもっとも成熟した最終分化段階の細胞のひとつの形質細胞の腫瘍であるため、増殖は遅い一方で、多様な物質の産生が活発な、いわば"毒素産生の疾患"の特徴を有する。

骨髄腫での溶骨性骨病変発症機序
<mark>－破骨細胞の活性化と造骨細胞の抑制－</mark>

　MMの大多数の症例で観察される骨吸収の異常な亢進には、骨髄腫細胞と破骨細胞（図❶）の相互作用、さらには骨髄腫細胞と骨髄間質細胞の相互作用、加えて骨髄腫細胞と造骨細胞との相互作用が関与していると考えられている。

　溶骨性病変の著明な骨髄腫では、骨髄腫由来MIP-1αにより破骨細胞が刺激されることが、骨基質減少のおもな機序の1つと考えられる。

　また、破骨細胞前駆細胞上にはreceptor activator of nuclear factor κB（RANK）が発現しており、骨髄腫細胞や間質細胞や骨芽細胞からは、このRANKと結合するリガンドRANKL（receptor activator of nuclear factor κB ligand）が、産生される。これらの細胞由来のRANKLが破骨細胞のRANKに結合すると、破骨細胞が刺激され、破骨細胞の形成と活性化が進み、骨吸収の亢進に至る。

　破骨細胞の活性化に加え、骨髄腫での溶骨性病変発症の機序に関与しているのが、造骨細胞の抑制である。Wntシグナルの抑制因子の1つのDKK1（dickkopf1）は、microarray法により溶骨性病変の著明な骨髄腫症例の骨髄腫細胞からのexpressionが確認されている。また骨髄腫細胞由来のsFRP familyのいくつかの分子種が、同様に造骨細胞の抑制に関与していることが報告されるに至った。

　骨髄腫では、骨髄腫細胞から、破骨細胞を活性化する因子が分泌される一方で、骨基質物質を産生する造骨細胞を抑制する因子が分泌される。この破骨細胞と造骨細胞のuncoupling現象により大多数の症例で、著明な溶骨性骨病変の発症に至ると考えられる。

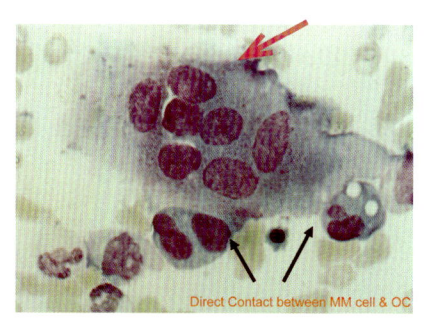

図❶　骨髄腫に認められた破骨細胞
➡で示したグループ：骨髄腫
➡で示したグループ：破骨細胞

BP製剤の骨髄腫の骨病変に対する有用性

エチドロネート等、初期のBP製剤には、破骨細胞のみならず骨芽細胞の抑制効果も有し、造骨に対して抑制的に作用するものも存在したが、その後、開発されたBP製剤には明らかなMMの骨関連事象の軽減効果が報告されている。

臨床的有用性の報告とほぼ同期して、骨髄腫細胞株を用いた in vitro の検討で、BPが骨髄腫細胞の apoptosis を誘導することも報告されるに至った。これらの成績をふまえ、多くの治療研究グループの骨髄腫治療ガイドラインにBPは代表的な支持療法薬の1つとして、使用が推奨されるに至っている。

BP製剤のMM治療ガイドラインにおける位置づけ

各ガイドラインでのBPの適応には若干の違いが認められるものの、ASCOガイドラインにおいてはパミドロネートまたはゾレドロン酸の投与が、IMFガイドラインにおいてはパミドロネートまたはゾレドロン酸、クロドロネートの投与が推奨されている。表❶に2007年ASCOの改訂ガイドラインにおけるBP療法の位置づけに関し総括した。

BP製剤による骨髄腫細胞に対する抗腫瘍効果
(in vitro データを中心に)

BPの破骨細胞抑制作用以外にも、BPはMMに対する多様な有用性を有している。BPには、in vitro で骨髄腫細胞の apoptosis を誘導することに加え、一部症例における生体内での抗骨髄腫効果も報告されている。BP単独での抗骨髄腫作用に加え、併用療法での抗腫瘍性も報告されている。ゾレドロン酸がデキサメタゾンとサリドマイドの作用を増強し、細胞障害性を高めるとする報告などがそのおもなものである。

表❶ 2007年ASCOのBPガイドライン
※パミドロネート、ゾレドロン酸、クロドロネートに関し、使用方法を記載

- 初期2年間の投与を推奨
- 2年経過後の中断も検討
- 再開基準も記載(MM再燃、新骨病変出現)
- 骨粗鬆症型病変による圧迫骨折も適応
- ONJ対策を記載

また、ゾレドロン酸が、骨髄間質細胞からのマトリックスメタロプロテアーゼ(MMP)-1およびIL-6の産生を抑制することが知られているが、この作用も抗骨髄腫作用の一端を担う可能性が考えられる。

BP製剤による生体内での抗腫瘍効果に関する知見

BPの抗腫瘍活性については、臨床薬理学的にもその効果を示唆する報告がなされている。当科においても、パミドロネートの単独投与によってM蛋白減少と腫瘍崩壊症候群をきたした症例を経験した。

また、パミドロネートより比活性が高いとされるインカドロネートの単独投与1回のみで、M蛋白が約50%近く減少した症例も経験している。このようなBP単独投与後の生体内での著明な抗骨髄腫作用は、骨髄腫の増殖が脂質側鎖が付いた small G蛋白質に依存している際に生じる可能性が考えられる。BP投与後に small G蛋白質の脂質側鎖が外れ、small G蛋白質単体となるために、骨髄腫増殖刺激作用ないし抗アポトーシス作用が失われ、骨髄腫細胞がアポトーシスに至る可能性などが考えられる。ただし、このようなBP直後に著明な抗骨髄腫効果が観察される症例はきわめて稀である。

(三輪哲義)

歯科での対応　BP系製薬に関連する顎骨壊死

診断

他の疾患と鑑別するため、次のすべての条件を満たす場合をBP系製薬に関連する顎骨壊死（BRONJ）と定義している（米国口腔外科学会）。
1）BP系製薬による治療を現在行っているか、または過去に行っていた。
2）顎顔面領域に露出した骨が認められ、8週間以上持続している。
3）顎骨への放射線療法の既往のないもの。

病因・危険因子

BRONJの病態生理はまだ明らかになっていないが、BP系製薬による骨代謝回転抑制作用や、抗血管新生作用が関与しているという説がある。自然に発生する場合もあるが、多くは過去の侵襲的歯科治療において発生している。臨床的危険因子を表❶に示す。近年、新たに追加された危険因子は増えている。逆に予防因子として、BP系注射剤の減量によりBRONJのリスクが減少するという報告もなされている。

BRONJの治療方針（表❷）

病期に関係なく、分離した腐骨片を除去し、正常骨を露出させない。露出した骨内にある症状を有する歯は抜歯すべきである。抜歯により既存の壊死過程の増悪が起こる可能性が低いからである。

BP系注射剤治療の中止とBP系経口薬の休薬

注射剤：がん患者においては疼痛コントロールや病的骨折の予防のために、BP系製薬による治療は非常に有用であり、治療の中止は推奨されない。しかし患者の病態を考慮し、治療を中止することが可能であれば、長期的にはBRONJの進行を防ぎ、別の部位での新規発症リスクの低下ならびに臨床症状の緩和に有益である可能性がある。

経口薬：BRONJ患者に対してのBP系製薬の休薬により症状は段階的に改善する。BP系経口薬の6〜12ヵ月の休薬により外科的デブリードマン後に症状が自発的に改善する。

いずれにしても、歯科医、歯科口腔外科医、処方医、主治医と患者等との話し合いのうえで、全身状態が許されるのであればBP系経口薬の変更や休止を行う必要がある。

（大山厳雄／天笠光雄）

表❶　臨床的危険因子

薬剤関連	コルチコイド療法、抗がん剤
局所解剖	骨隆起やその他外骨症
併発する口腔内の疾患	歯周病などの炎症性疾患
全身疾患	糖尿病、人工透析、肥満、貧血、がん患者
嗜好・その他	飲酒、喫煙、口腔衛生の不良、遺伝的要因、高齢者
BRONJに関与する侵襲的歯科治療	抜歯、歯科インプラント歯根尖外科　骨を損傷させる歯周外科

表❷　BRONJステージ・治療方針

病期	病状	治療方針
リスクのある患者	顎骨の骨壊死を認めないが、BP系製薬の投与を受けている	・治療の必要はない ・BRONJの発生リスクと、その徴候や症状に関する情報提供
stage0	顎骨の骨壊死は認めないが、非特異的な臨床所見や症状を認める	・他の部位への保存的歯科治療 ・慢性疼痛や感染に対する投薬などを含めた経過観察
stage1	感染がなく、無症状であるが、骨露出や骨壊死を認める	・含嗽薬を用いた含嗽 ・年4回程度の歯科検診・経過観察 ・情報提供とBP系製薬投与の適応についての再評価
stage2	感染を伴う骨露出や骨壊死を認める。疼痛や発赤を認め、排膿がある場合とない場合がある	・広域抗菌薬の投与（βラクタム剤が第一選択で、ペニシリン系薬剤にアレルギーの既往がある患者には、クリンダマイシンやニューキノロン剤の投与） ・含嗽薬を用いた含嗽 ・疼痛コントロール ・軟組織への刺激を軽減させるための表層組織のデブリードマン
stage3	疼痛、感染を伴う骨露出や骨壊死を認める。以下のいずれかを伴うもの：下顎下縁や下顎枝に至る骨露出・骨壊死・骨吸収、病的骨折、外歯瘻、鼻腔・上顎洞への交通	・含嗽薬を用いた含嗽 ・抗菌薬の投与と疼痛コントロール ・感染や疼痛を長期的に軽減させるためのデブリードマンまたは区域切除

歯科での対応　BP系製薬投与患者への観血的処置

注射剤

投与前

　徹底した口腔検査を実施、保存不可能な歯は抜去し、侵襲的な歯科治療はすべて完了させ、歯周組織も良好な状態にしておく。全身状態が許されるのであれば、口腔内の健康が回復するまでBP系製薬の治療開始を延期する。この判断は主治医と歯科医など患者のケアにかかわる専門家と話し合って決定する必要があり、抜歯後に抜歯窩の治癒を確認するまで（おおよそ6～8週間）BP系製薬による治療の開始を延期する必要がある。

　総義歯または部分床義歯の患者は、とくに舌側の義歯床部分の粘膜損傷領域を評価する。口腔衛生、口腔内の定期検診の重要性を患者に説明し、とくに疼痛、腫脹、骨の露出が発生すれば、ただちに報告するよう指導する。

投与後

　BP系製薬による癌治療の継続を優先し、これをサポートする。BP系製薬によりがん患者は骨痛を緩和し、他の骨格合併症の発生を抑えることができるため、患者に情報提供を行い安心させ、口腔内の疼痛管理、二次感染の予防、病変の拡大と新規壊死領域の発生を予防し、Quality of Lifeを確保する。オーストラリアのデータによるとBRONJの発生率は0.26～1.8%で、抜歯後には2.1～13.5%に上昇するといわれている。

①口腔内観血的処置（先に挙げたBRONJに関与する侵襲的歯科治療）は原則的に控える。
②保存不可能な歯は歯冠の抜去を行い、歯内治療等により保存することを心がける。
③侵襲的歯科治療が必要になった場合は全身状態が許し、可能であれば手術部位が治癒するまでBP系注射剤の投与を延期することが推奨される。

経口薬

　BP系経口薬によるBRONJの発生リスクはきわめて小さく、オーストラリアのデータによるとBRONJの発生率は0.01%～0.04%で、抜歯後には0.09%～0.34%に上昇するといわれている。BP系経口薬の投与期間が3年を超えると上昇し、この期間はステロイド治療の有無や糖尿病など特定の合併症を伴う場合では短くなると考えられている。

　BP系経口薬の使用が3年未満であり、臨床的危険因子が存在しない患者では、予定されている手術の変更や延期、BP系経口薬の休薬は不要である。歯科用インプラント埋入に関してはBP系経口薬の服用の継続により顎骨壊死が発生する可能性をインフォームド・コンセントで提供する必要がある。

　BP系経口薬の投与期間が3年未満であり、ステロイドを併用している場合、また併用の有無に関係なくBP系経口薬を3年以上使用している患者では、全身状態が許せば口腔手術前3ヵ月間はBP系経口薬を休薬するよう処方医に伝える。骨治癒を認めたのち（おおよそ6～8週間）に再開とする。ただし、強固な根拠に基づく方針ではないため、十分に処方医と相談し休薬困難と判断した場合は臨機応変な対応も必要であろう。

実際にBP系製薬投与中に抜歯等の侵襲的歯科処置が必要となった場合の手順

①抜歯等侵襲的歯科処置を行う前に、再度患者にBP系経口薬投与とBRONJ発生リスクの関連について説明する。
②侵襲的歯科治療の直前と直後、術後2ヵ月間、含嗽薬を1日2回使用し洗浄を行う。使用期間は患者の治癒状態に応じて延長する。
③予防的抗菌薬の投与は患者病態と危険因子の有無によって判断する。治療の1日または2日前に予防的抗菌薬投与を開始することもある。

（大山厳雄／天笠光雄）

【参考文献】

1) Ruggiero SL, et al. : American Association of Oral and Maxillofacial Surgeons position paper on bisphosphonate-related osteonecrosis of the jaw-2009 update, J Oral Maxillofac Surg. 67 : 2, 2009.

この疾患 医科で診る？ 歯科で診る？
執筆者一覧

◆ 歯科で診る？　耳鼻咽喉科で診る？

中久木康一／東京医科歯科大学大学院 医歯学総合研究科 顎顔面外科学分野
天笠光雄／東京医科歯科大学大学院 医歯学総合研究科 顎顔面外科学分野
本田圭司／東京医科歯科大学大学院 医歯学総合研究科 耳鼻咽喉科学分野
喜多村　健／東京医科歯科大学大学院 医歯学総合研究科 耳鼻咽喉科学分野
澁谷智明／日立横浜病院横浜診療所
玉置勝司／神奈川歯科大学咬み合わせリエゾン外来
儀武啓幸／東京医科歯科大学大学院 医歯学総合研究科 顎顔面外科学分野
牧野奈緒／東京医科歯科大学大学院 医歯学総合研究科 耳鼻咽喉科学分野
和気裕之／みどり小児歯科
島田　淳／グリーンデンタルクリニック
小林明子／東京医科歯科大学大学院 医歯学総合研究科 顎顔面外科学分野
澤田真人／東京医科歯科大学大学院 医歯学総合研究科 顎顔面外科学分野
石原明子／中野総合病院 耳鼻咽喉科
角田博之／慶応義塾大学 歯科口腔外科
鈴木鉄夫／東京医科歯科大学大学院 医歯学総合研究科 顎顔面外科学分野
吉本亮一／東京医科歯科大学大学院 医歯学総合研究科 耳鼻咽喉科学分野
佐藤　豊／東京医科歯科大学大学院 医歯学総合研究科 顎顔面外科学分野
高橋直人／東京医科歯科大学大学院 医歯学総合研究科 耳鼻咽喉科学分野
戸原　玄／日本大学歯学部摂食機能療法学講座
和佐野有紀／日産玉川病院 耳鼻咽喉科
黒原一人／東京医科歯科大学大学院 医歯学総合研究科 顎顔面外科学分野
山口　恵／東京医科歯科大学大学院 医歯学総合研究科 耳鼻咽喉科学分野
竹内康雄／東京医科歯科大学大学院 医歯学総合研究科 歯周病学分野
田崎彰久／東京医科歯科大学大学院 医歯学総合研究科 耳鼻咽喉科学分野
小池一喜／日本大学歯学部 口腔診断科

◆ 歯科で診る？　脳外科・神経内科で診る？

嶋田昌彦／東京医科歯科大学大学院 医歯学総合研究科 疼痛制御学分野
大野喜久郎／東京医科歯科大学大学院 医歯学総合研究科 脳神経機能外科学分野
山﨑陽子／東京医科歯科大学歯学部附属病院 ペインクリニック
石川欽也／東京医科歯科大学大学院 医歯学総合研究科 脳神経病態学分野
山田和男／東京女子医科大学東医療センター 精神科
新美知子／東京医科歯科大学大学院 医歯学総合研究科 疼痛制御学分野
小見山　道／日本大学松戸歯学部附属病院 口・顔・頭の痛み外来
神野成治／東京医科歯科大学大学院 医歯学総合研究科 麻酔・生体管理学分野
上田和毅／福島県立医科大学 形成外科

嶋田　淳 / 明海大学歯学部 病態診断治療学
今井　昇 / 静岡赤十字病院 神経内科
今村佳樹 / 日本大学歯学部 口腔診断学講座

◆ 歯科で診る？　皮膚科で診る？
山根源之 / 東京歯科大学 オーラルメディシン・口腔外科学講座
高橋愼一 / 東京歯科大学市川総合病院 皮膚科

◆ 歯科で診る？　何科で診る？
中久木康一 / 東京医科歯科大学大学院 医歯学総合研究科 顎顔面外科学分野
上田和毅 / 福島県立医科大学 形成外科
井川雅子 / 静岡市立清水病院 口腔外科
道　泰之 / 東京医科歯科大学大学院 医歯学総合研究科 顎顔面外科学分野
池田美保子 / 長崎大学大学院 医歯薬学総合研究科 顎・口腔再生外科学分野
朝比奈　泉 / 長崎大学大学院 医歯薬学総合研究科 顎・口腔再生外科学分野
大場誠悟 / 長崎大学大学院 医歯薬学総合研究科 顎・口腔再生外科学分野
武知正晃 / 広島大学大学院 医歯薬学総合研究科 顎口腔頸部医科学講座 口腔外科学教室
鎌田伸之 / 広島大学大学院 医歯薬学総合研究科 顎口腔頸部医科学講座 口腔外科学教室
小野重弘 / 広島大学大学院 医歯薬学総合研究科 顎口腔頸部医科学講座 口腔外科学教室

◆ ビスフォスフォネート剤と歯科
三輪哲義 / 国立国際医療センター 血液内科
鈴木明彦 / 山形大学医学部 外科学第一講座
木村　理 / 山形大学医学部 外科学第一講座
宗圓　聰 / 近畿大学医学部奈良病院 整形外科・リウマチ科
萩野　浩 / 鳥取大学医学部保健学科附属病院 リハビリテーション部
大山厳雄 / 東京医科歯科大学大学院 医歯学総合研究科 顎顔面外科学分野
天笠光雄 / 東京医科歯科大学大学院 医歯学総合研究科 顎顔面外科学分野

編集委員

天笠光雄(あまがさ　てるお)

1970年	東京医科歯科大学歯学部卒業
現在	東京医科歯科大学大学院 医歯学総合研究科顎顔面外科学分野 教授

喜多村 健(きたむら　けん)

1973年	東京大学医学部医学科卒業
現在	東京医科歯科大学大学院 医歯学総合研究科耳鼻咽喉科学分野 教授

山田和男(やまだ　かずお)

1991年	慶應義塾大学医学部医学科卒業
現在	東京女子医科大学東医療センター精神科 准教授

和気裕之(わけ　ひろゆき)

1978年	日本大学松戸歯学部卒業
現在	みどり小児歯科院長 日本大学客員教授

中久木康一(なかくき　こういち)

1998年	東京医科歯科大学歯学部卒業
現在	東京医科歯科大学大学院 医歯学総合研究科顎顔面外科学分野

この疾患　医科で診る？　歯科で診る？

発行日──2010年4月1日　第1版第1刷
編集委員──天笠光雄　喜多村 健　山田和男　和気裕之　中久木康一
発行人──牧野英敏
発行所──株式会社デンタルダイヤモンド社
　　　　〒101-0054
　　　　東京都千代田区神田錦町1-14-13　錦町デンタルビル
　　　　TEL 03-3219-2571(代)
　　　　http://www.dental-diamond.co.jp/
　　　　振替口座　00160-3-10768
印刷所──株式会社エス・ケイ・ジェイ
ⓒTeruo AMAGASA, 2010
落丁、乱丁本はお取り替えいたします。

- 本書の複製権・翻訳権・上映権・譲渡権・公衆送信権(送信可能化権を含む)は(株)デンタルダイヤモンド社が保有します。
- [JCOPY]〈(社)出版者著作権管理機構 委託出版物〉
本書の無断複写は著作権法上での例外を除き禁じられています。複写される場合は、そのつど事前に、(社)出版者著作権管理機構(電話 03-3513-6969、FAX 03-3513-6979、e-mail: info@jcopy.or.jp)の許諾を得てください。

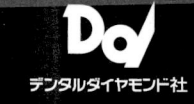

デンタルダイヤモンド社